AF836744

DIESES TAGEBUCH
DOKUMENTIERT DIE
SOG. »EINSTELLUNGS
-PHASE« DES MIR
VERSCHRIEBENEN
ANTI-DERESSIVUMS
»MIRTAZAPIN« IN
EINER DOSIERUNG
VON 7,5MG TÄGLICH
VOM 17. MÄRZ BIS
ZUM 3. MAI 2022.

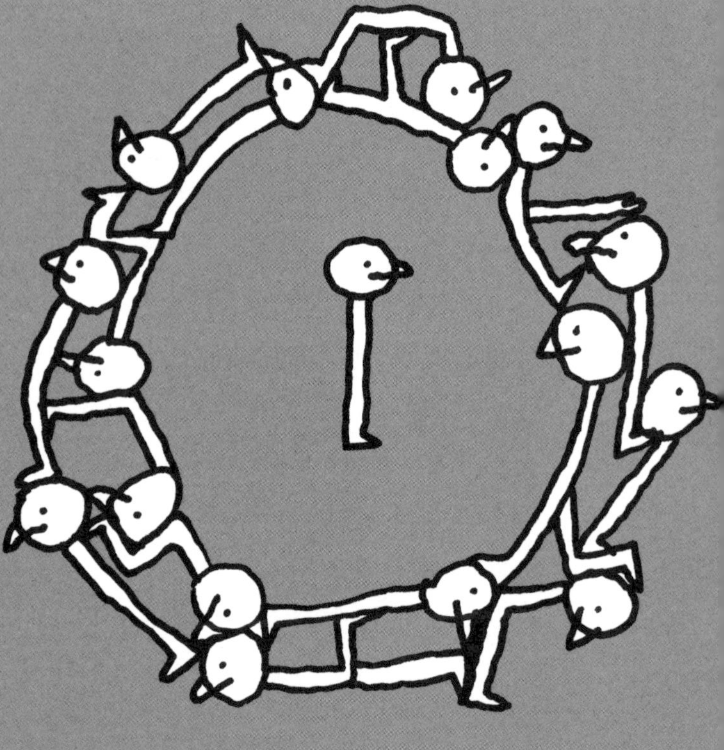

ANTI DEPRI TAGE BUCH

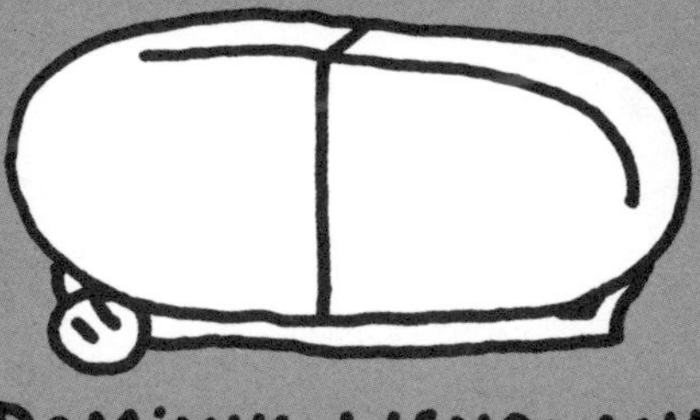

DOMINIK WENDLAND

DANKE AN ALLE DIE
IN DIESER ZEIT IHRE
EIGENE ERFAHRUNG
MIT MIR GETEILT
HABEN. OHNE EUCH
HÄTTE ICH DAS NICHT
GESCHAFFT.

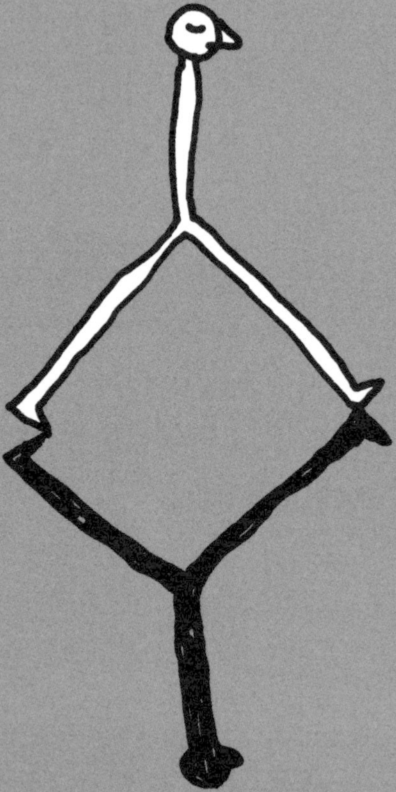

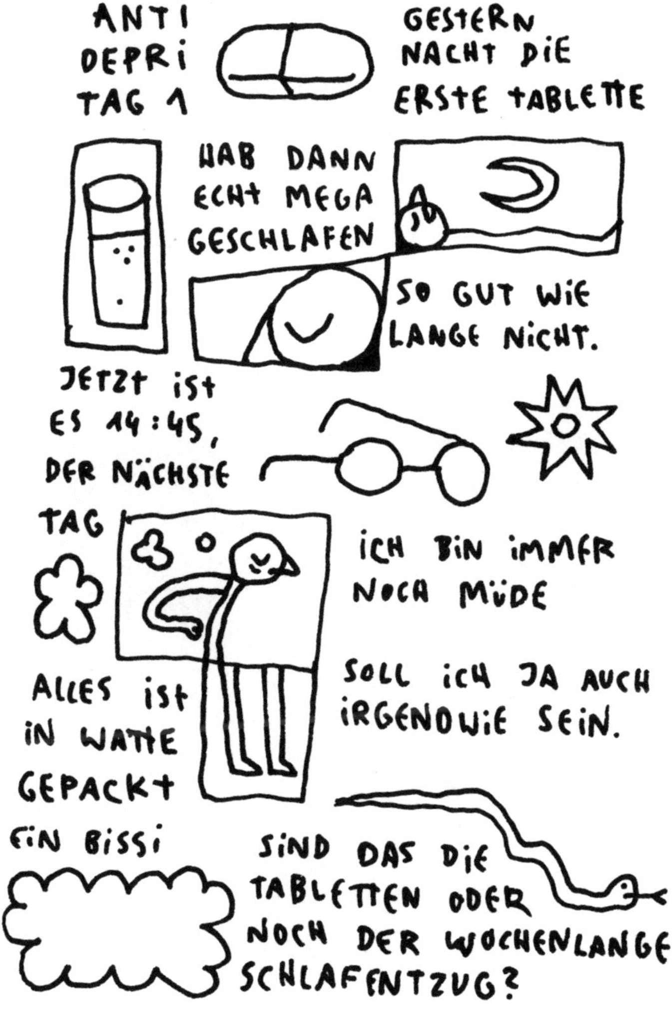
ANTI DEPRI TAG 1
GESTERN NACHT DIE ERSTE TABLETTE
HAB DANN ECHT MEGA GESCHLAFEN
SO GUT WIE LANGE NICHT.
JETZT IST ES 14:45, DER NÄCHSTE TAG
ICH BIN IMMER NOCH MÜDE
ALLES IST IN WATTE GEPACKT
SOLL ICH JA AUCH IRGENDWIE SEIN.
EIN BISSI
SIND DAS DIE TABLETTEN ODER NOCH DER WOCHENLANGE SCHLAFENTZUG?

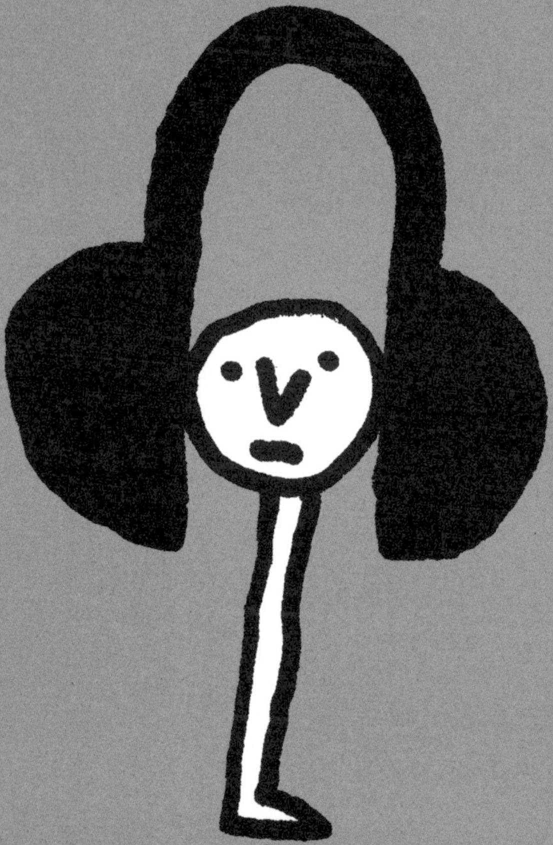

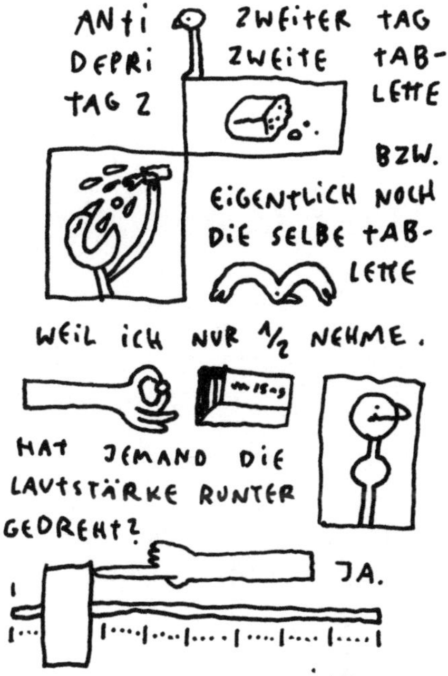
ANTI DEPRI TAG 2
ZWEITER TAG ZWEITE TAB-LETTE
BZW.
EIGENTLICH NOCH DIE SELBE TAB-LETTE
WEIL ICH NUR 1/2 NEHME.
HAT JEMAND DIE LAUTSTÄRKE RUNTER GEDREHT?
JA.
ICH.

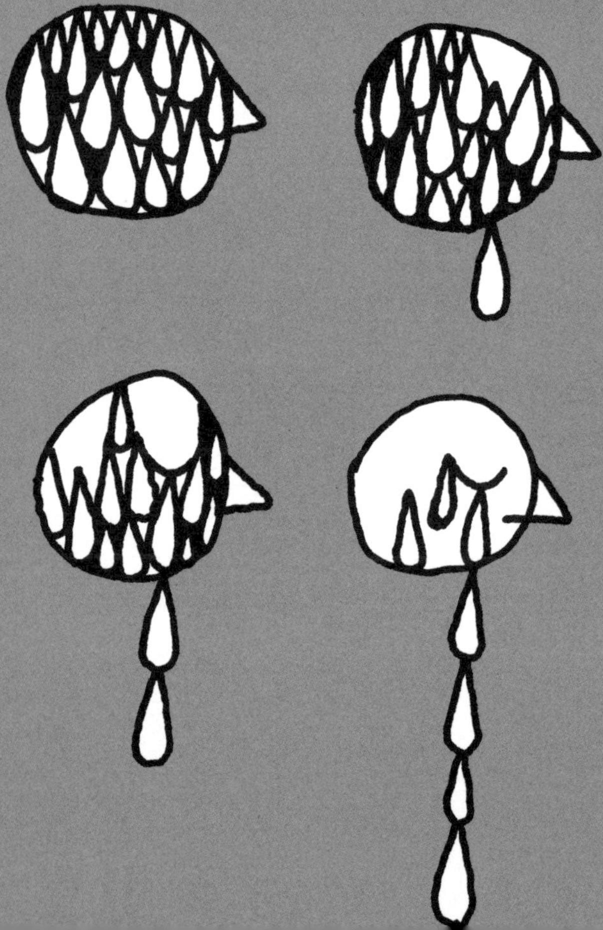

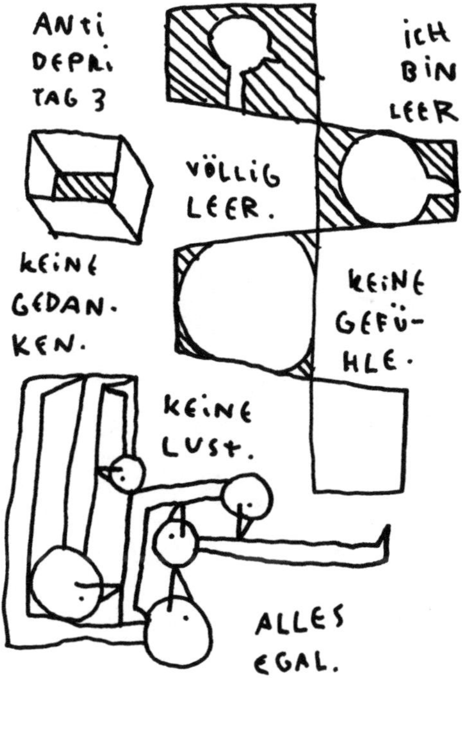
ANTI DEPRI TAG 3
ICH BIN LEER
VÖLLIG LEER.
KEINE GEDAN-KEN.
KEINE GEFÜ-HLE.
KEINE LUST.
ALLES EGAL.

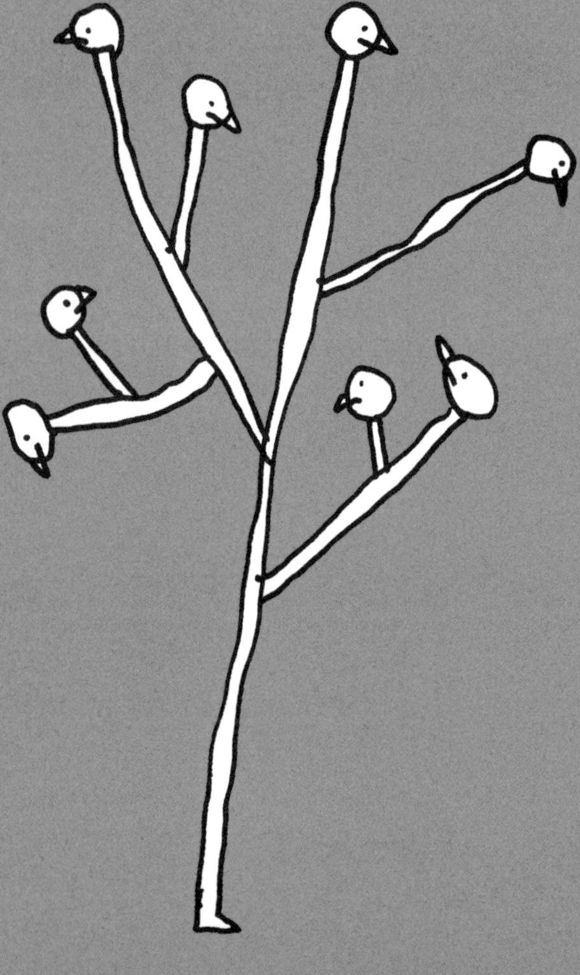

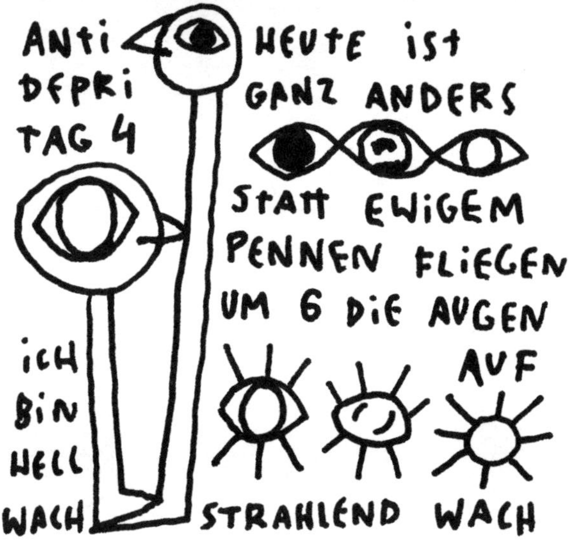
ANTI DEPRI TAG 4
HEUTE IST GANZ ANDERS
STATT EWIGEM PENNEN FLIEGEN UM 6 DIE AUGEN AUF
ICH BIN HELL WACH
STRAHLEND WACH

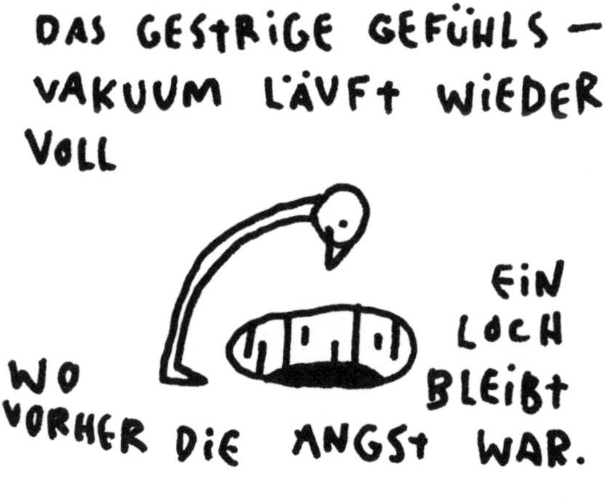
DAS GESTRIGE GEFÜHLS-
VAKUUM LÄUFT WIEDER VOLL
EIN LOCH BLEIBT
WO VORHER DIE ANGST WAR.

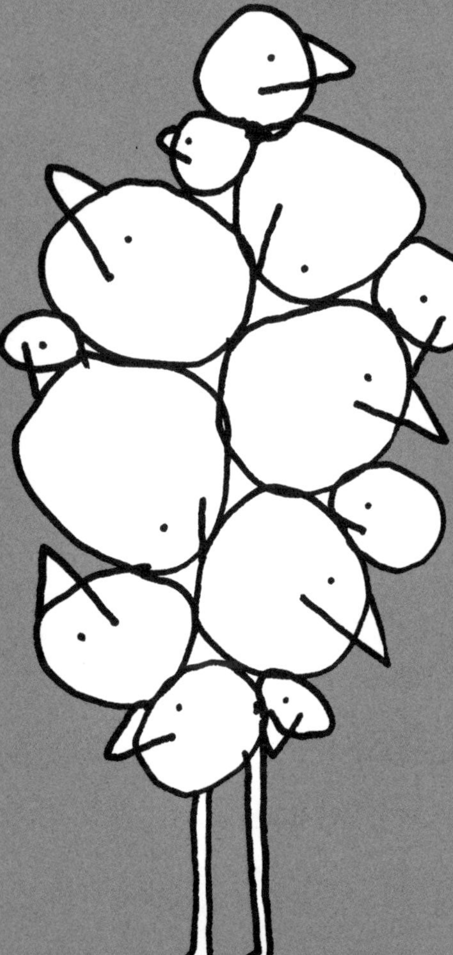

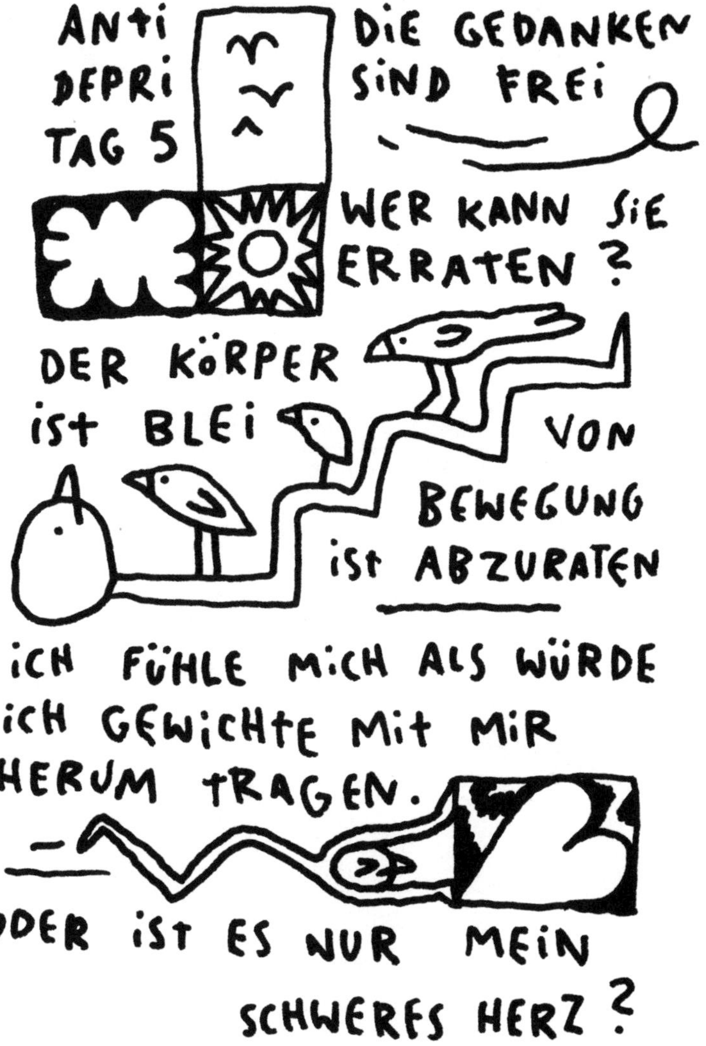
Anti DEPRI TAG 5
DIE GEDANKEN SIND FREI
WER KANN SIE ERRATEN ?
DER KÖRPER ist BLEI
VON BEWEGUNG ist ABZURATEN
ICH FÜHLE MICH ALS WÜRDE ICH GEWICHTE MIT MIR HERUM TRAGEN.
ODER IST ES NUR MEIN SCHWERES HERZ ?

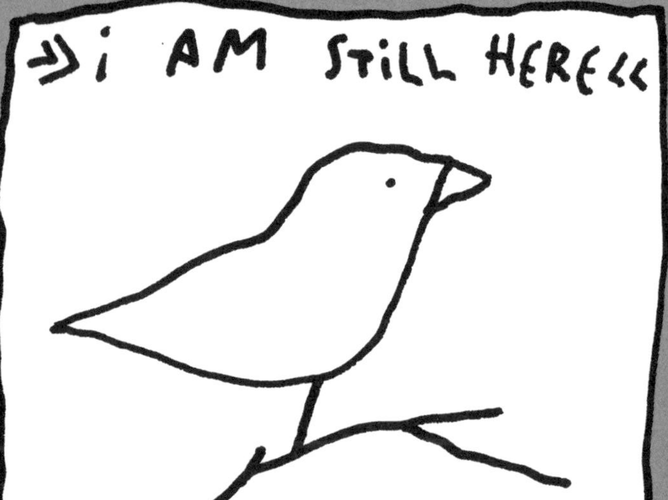
»i AM STILL HERE«

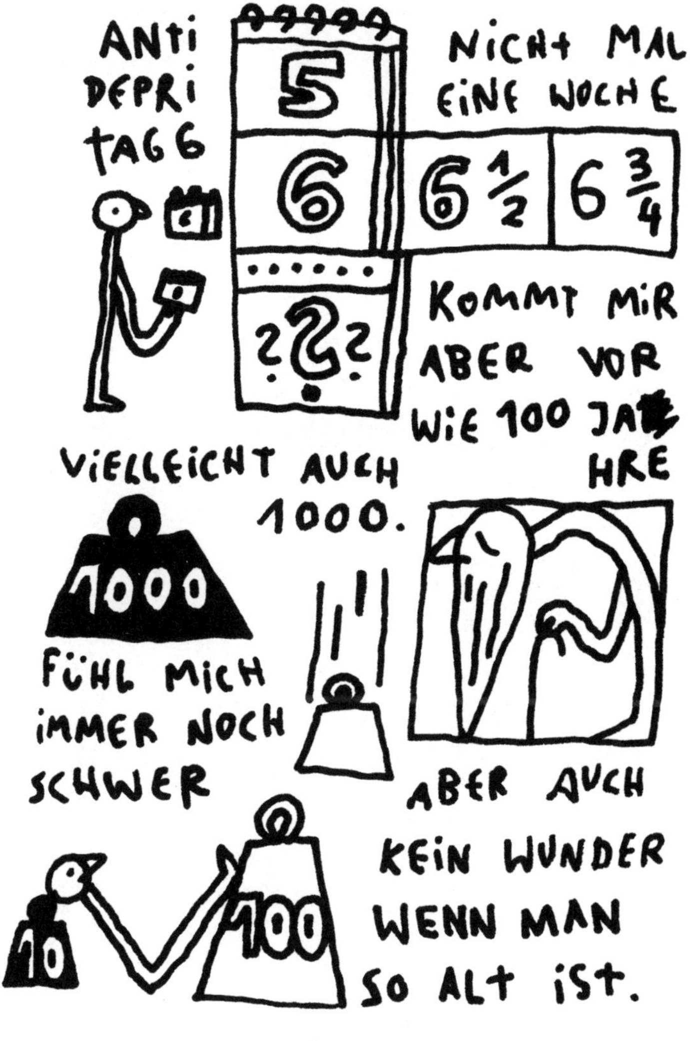

ANTI DEPRI TAG 6
5
6
6 1/2
6 3/4
???
NICHT MAL EINE WOCHE
KOMMT MIR ABER VOR WIE 100 JAHRE
VIELLEICHT AUCH 1000.
1000
FÜHL MICH IMMER NOCH SCHWER
ABER AUCH KEIN WUNDER WENN MAN SO ALT IST.
10
100

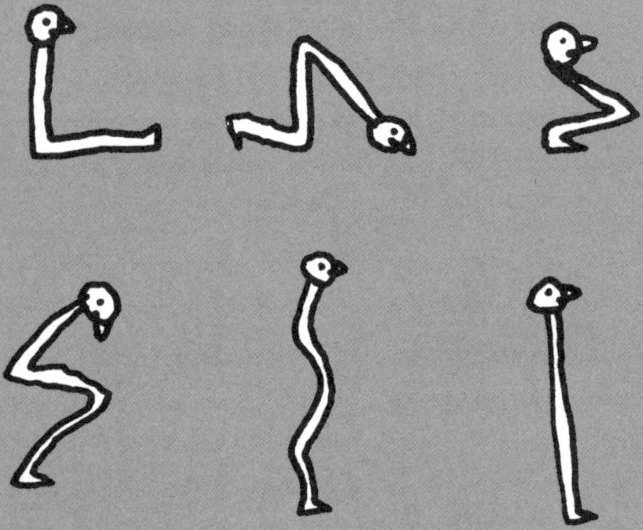

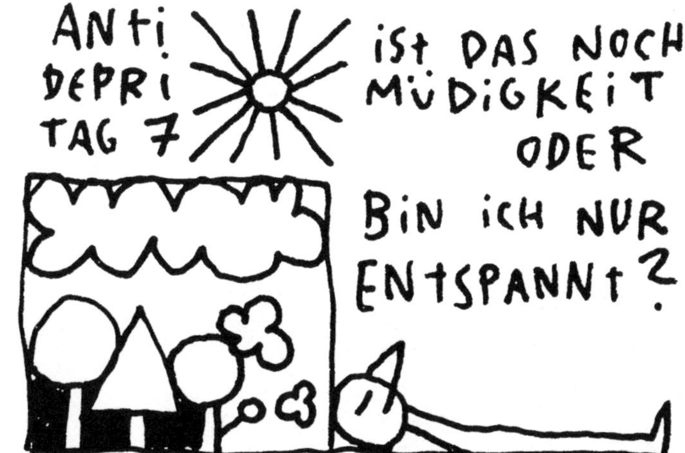
ANTi DEPRI TAG 7
iST DAS NOCH MÜDiGKEiT ODER BiN iCH NUR ENTSPANNT?
SiND DAS DiE TABLETTEN ODER iST EiNFACH NUR FRÜHLiNG?

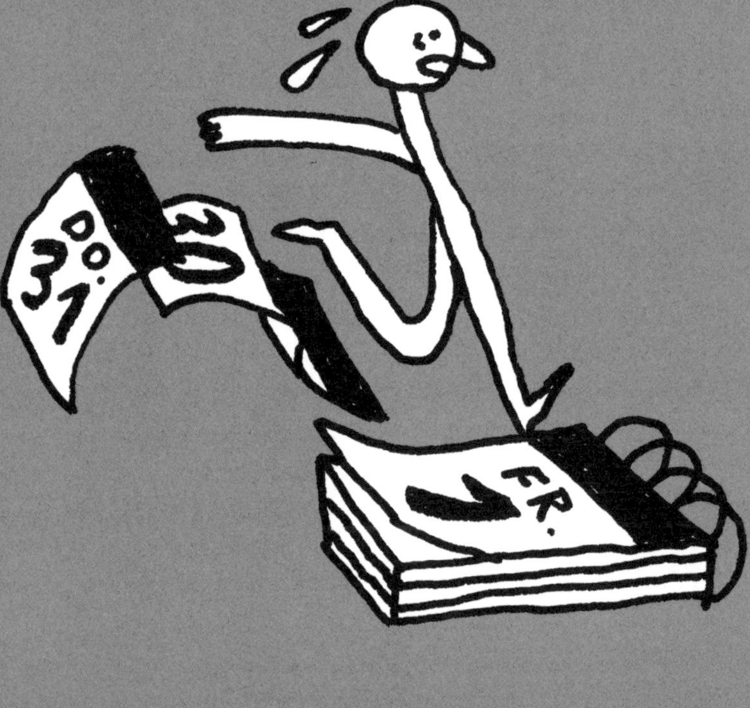

DO.
31
30
FR.
1

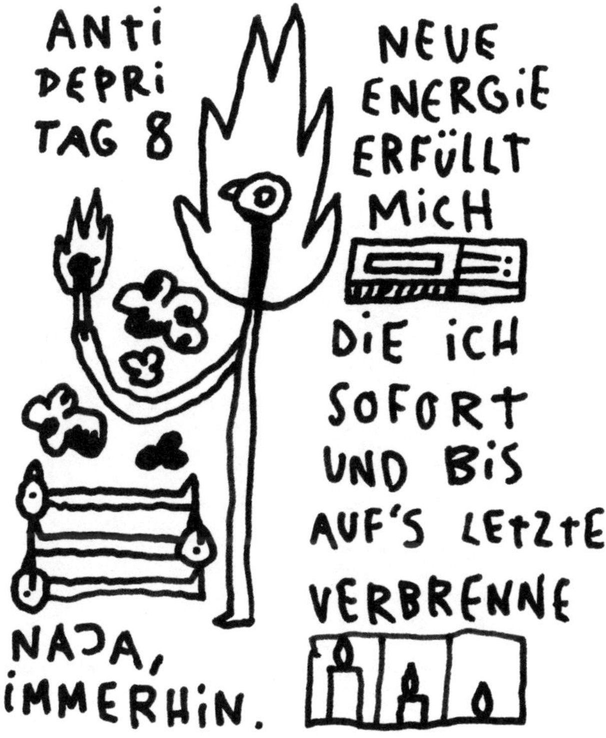
ANTI DEPRI TAG 8
NEUE ENERGIE ERFÜLLT MICH
DIE ICH SOFORT UND BIS AUF'S LETZTE VERBRENNE
NAJA, IMMERHIN.

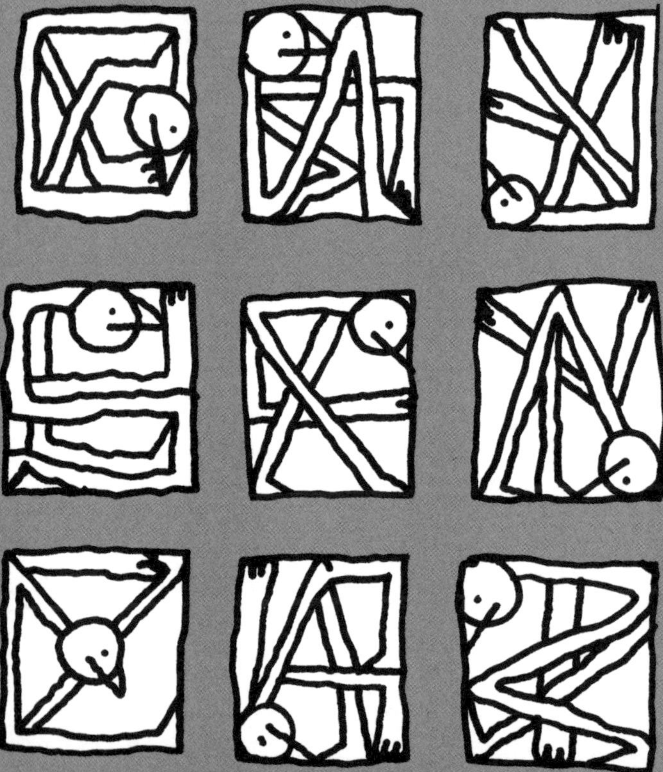

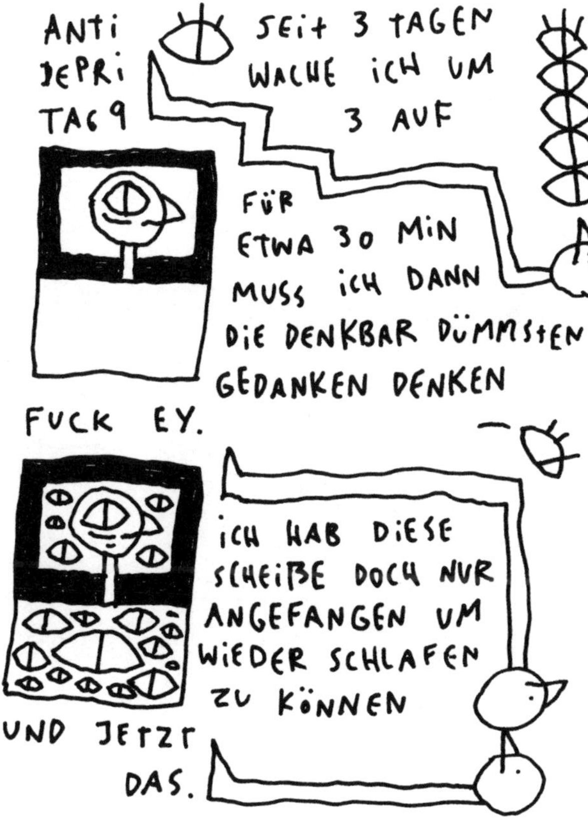
ANTI DEPRI TAG 9
SEIT 3 TAGEN WACHE ICH UM 3 AUF
FÜR ETWA 30 MIN MUSS ICH DANN DIE DENKBAR DÜMMSTEN GEDANKEN DENKEN
FUCK EY.
ICH HAB DIESE SCHEIẞE DOCH NUR ANGEFANGEN UM WIEDER SCHLAFEN ZU KÖNNEN
UND JETZT DAS.

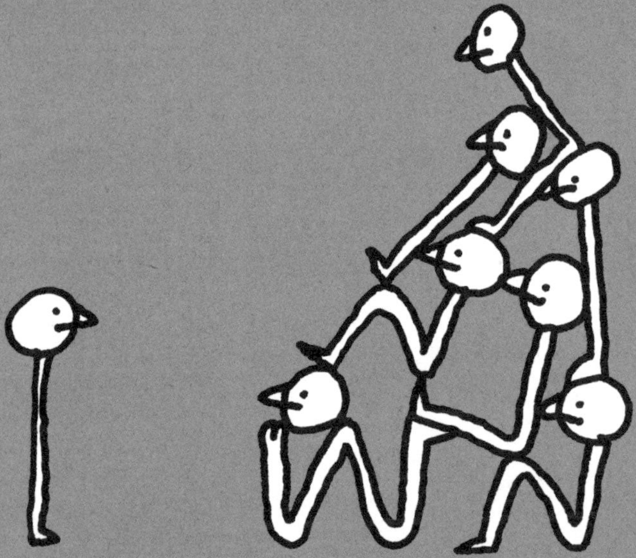

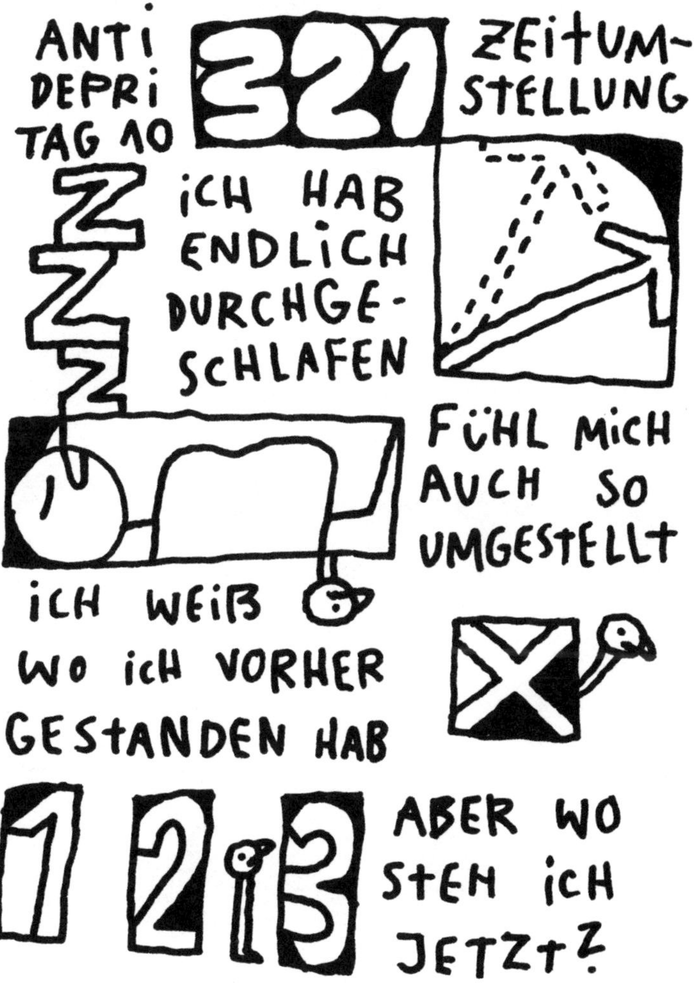
ANTI DEPRI TAG 10
321
ZEITUMSTELLUNG
ICH HAB ENDLICH DURCHGESCHLAFEN
FÜHL MICH AUCH SO UMGESTELLT
ICH WEIß WO ICH VORHER GESTANDEN HAB
1 2 3
ABER WO STEH ICH JETZT?

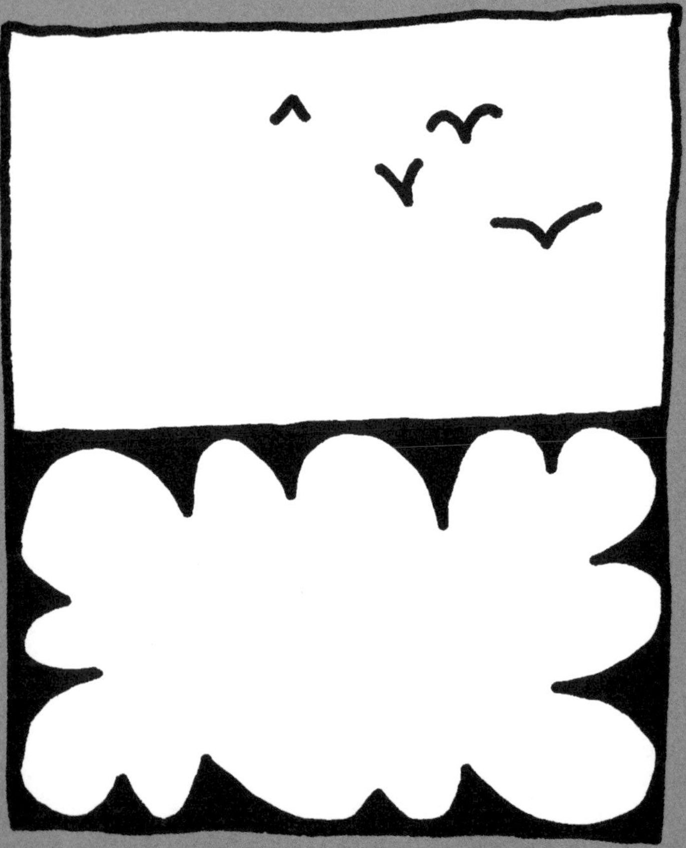

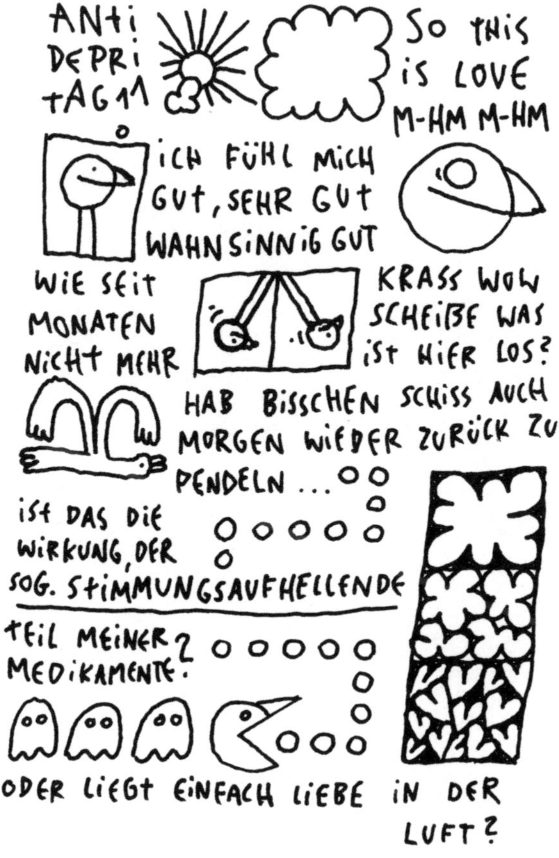
ANTI DEPRI TAG 11
SO THIS IS LOVE M-HM M-HM
ICH FÜHL MICH GUT, SEHR GUT WAHNSINNIG GUT
WIE SEIT MONATEN NICHT MEHR
KRASS WOW SCHEIẞE WAS IST HIER LOS?
HAB BISSCHEN SCHISS AUCH MORGEN WIEDER ZURÜCK ZU PENDELN ...
IST DAS DIE WIRKUNG, DER SOG. STIMMUNGSAUFHELLENDE TEIL MEINER MEDIKAMENTE?
ODER LIEGT EINFACH LIEBE IN DER LUFT?

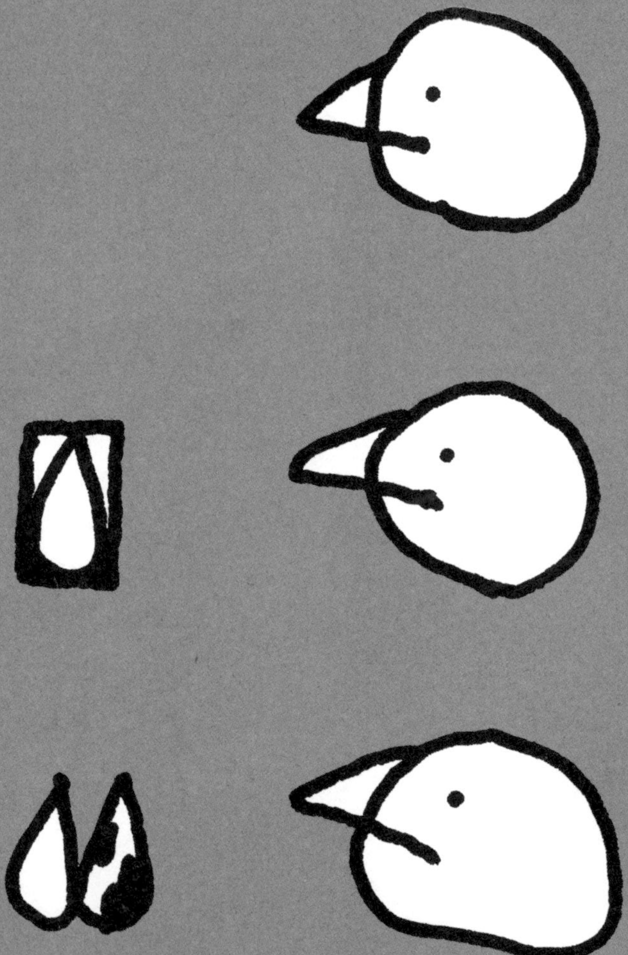

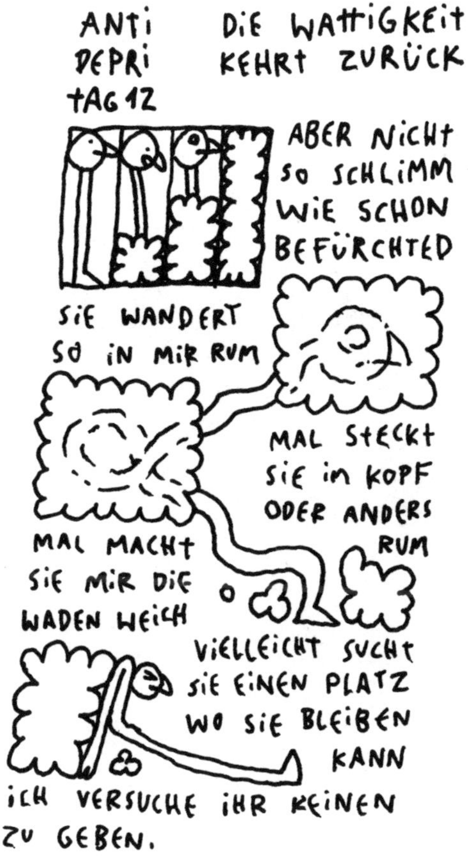
ANTI DEPRI TAG 12
DIE WATTIGKEIT KEHRT ZURÜCK
ABER NICHT SO SCHLIMM WIE SCHON BEFÜRCHTED
SIE WANDERT SO IN MIR RUM
MAL STECKT SIE IM KOPF ODER ANDERS RUM
MAL MACHT SIE MIR DIE WADEN WEICH
VIELLEICHT SUCHT SIE EINEN PLATZ WO SIE BLEIBEN KANN
ICH VERSUCHE IHR KEINEN ZU GEBEN.

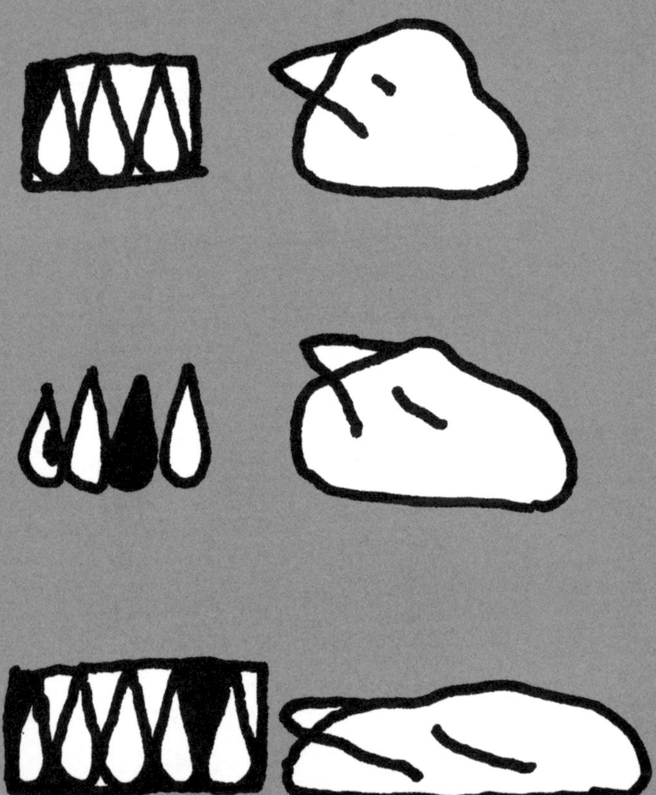

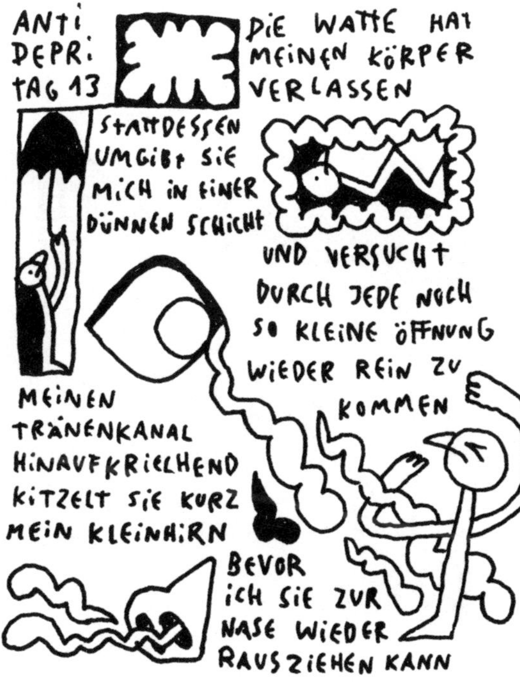
ANTI DEPRI TAG 13
DIE WATTE HAT MEINEN KÖRPER VERLASSEN
STATTDESSEN UMGIBT SIE MICH IN EINER DÜNNEN SCHICHT
UND VERSUCHT DURCH JEDE NOCH SO KLEINE ÖFFNUNG WIEDER REIN ZU KOMMEN
MEINEN TRÄNENKANAL HINAUFKRIECHEND KITZELT SIE KURZ MEIN KLEINHIRN
BEVOR ICH SIE ZUR NASE WIEDER RAUSZIEHEN KANN

THINK
ING

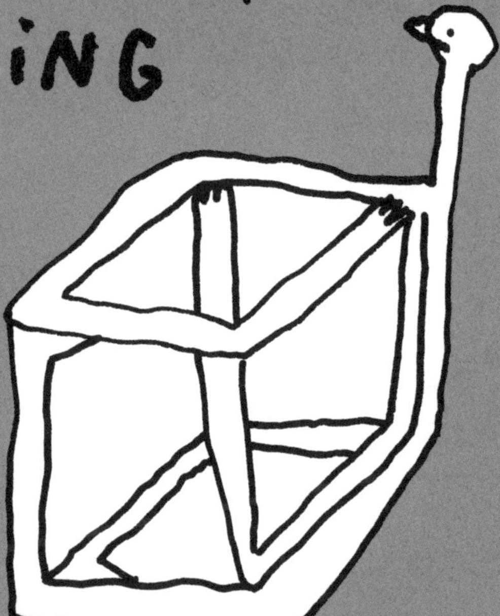

INSIDE
THE BOX

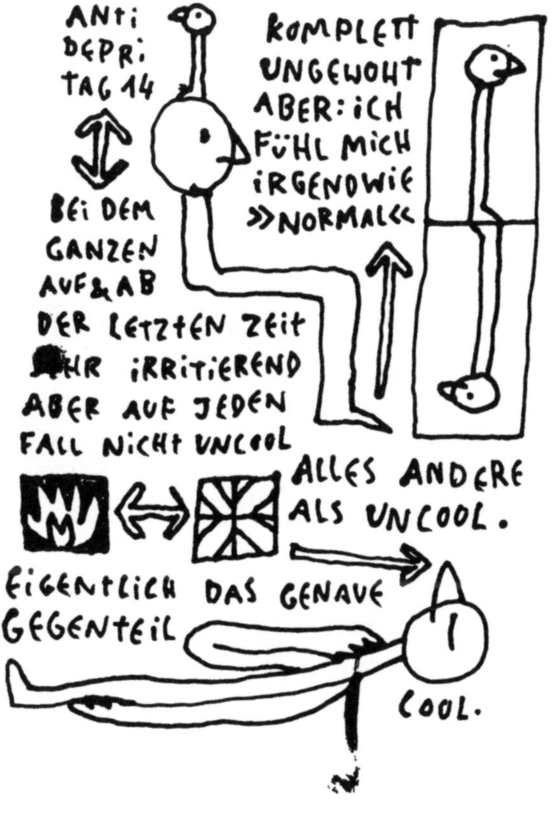
ANTI DEPRI TAG 14
BEI DEM GANZEN AUF & AB DER LETZTEN ZEIT HR IRRITIEREND ABER AUF JEDEN FALL NICHT UNCOOL
KOMPLETT UNGEWOHT ABER: ICH FÜHL MICH IRGENDWIE »NORMAL«
ALLES ANDERE ALS UNCOOL.
EIGENTLICH DAS GENAUE GEGENTEIL
COOL.

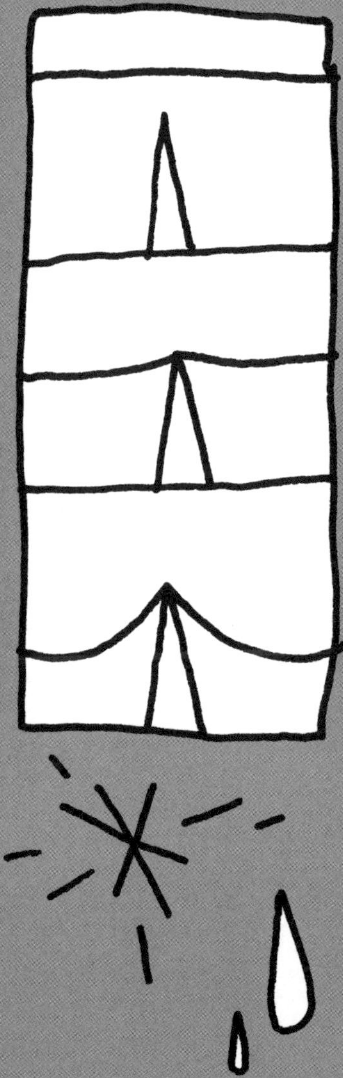

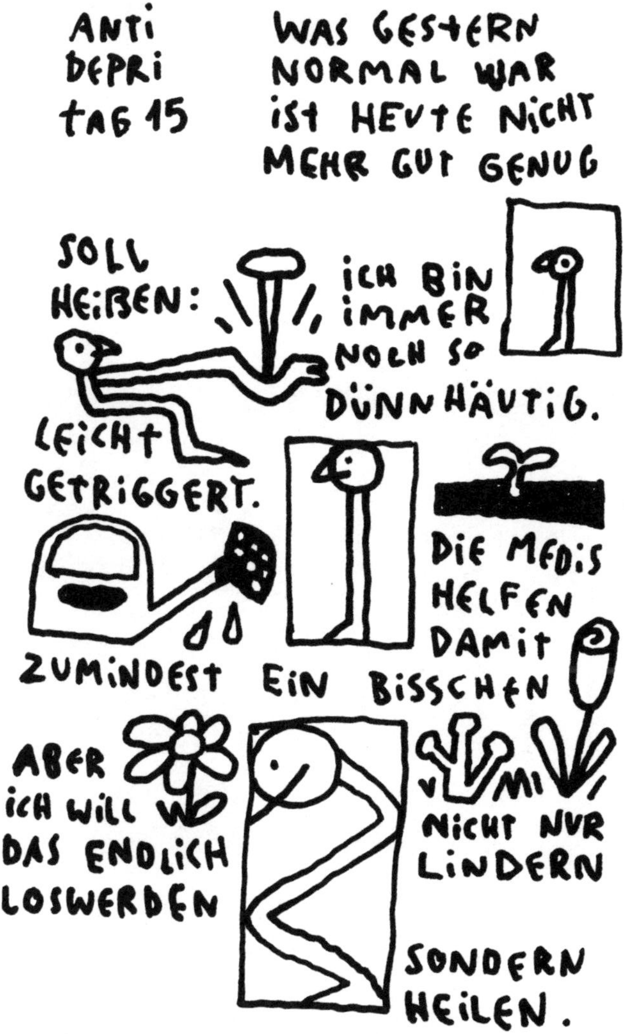
ANTI DEPRI TAG 15
WAS GESTERN NORMAL WAR IST HEUTE NICHT MEHR GUT GENUG
SOLL HEIßEN:
ICH BIN IMMER NOCH SO DÜNNHÄUTIG.
LEICHT GETRIGGERT.
DIE MEDIS HELFEN DAMIT
ZUMINDEST EIN BISSCHEN
ABER ICH WILL DAS ENDLICH LOSWERDEN
NICHT NUR LINDERN
SONDERN HEILEN.

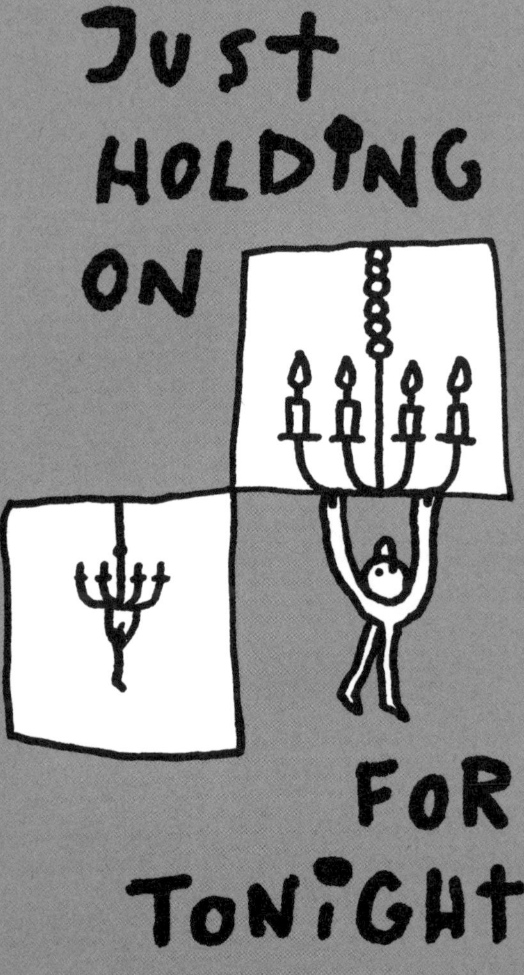
JUST HOLDING ON FOR TONIGHT

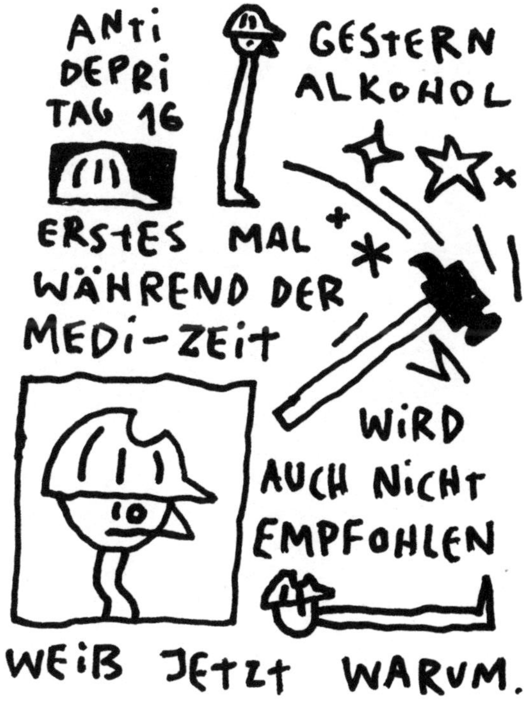
ANTI DEPRI TAG 16
GESTERN ALKOHOL
ERSTES MAL WÄHREND DER MEDI-ZEIT
WIRD AUCH NICHT EMPFOHLEN
WEIß JETZT WARUM.

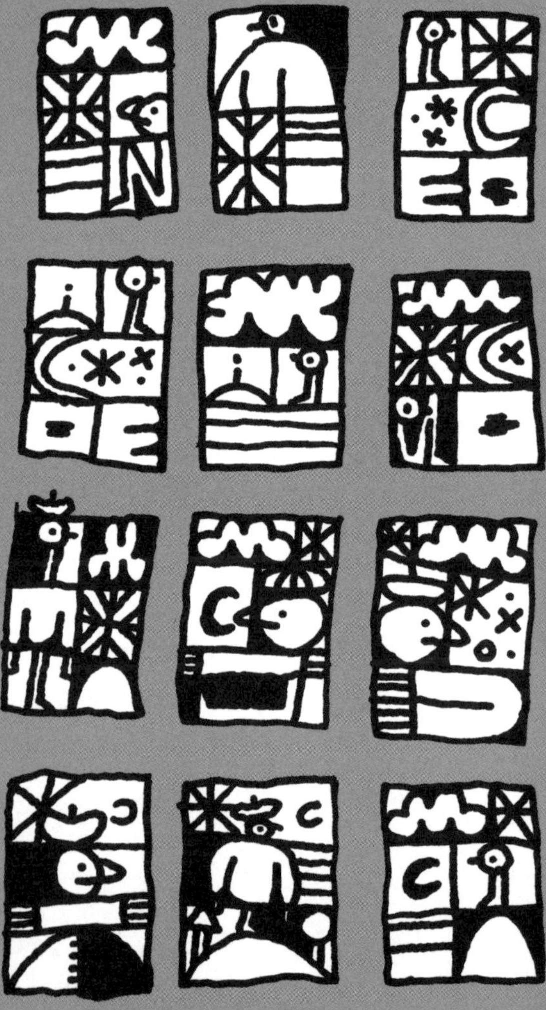

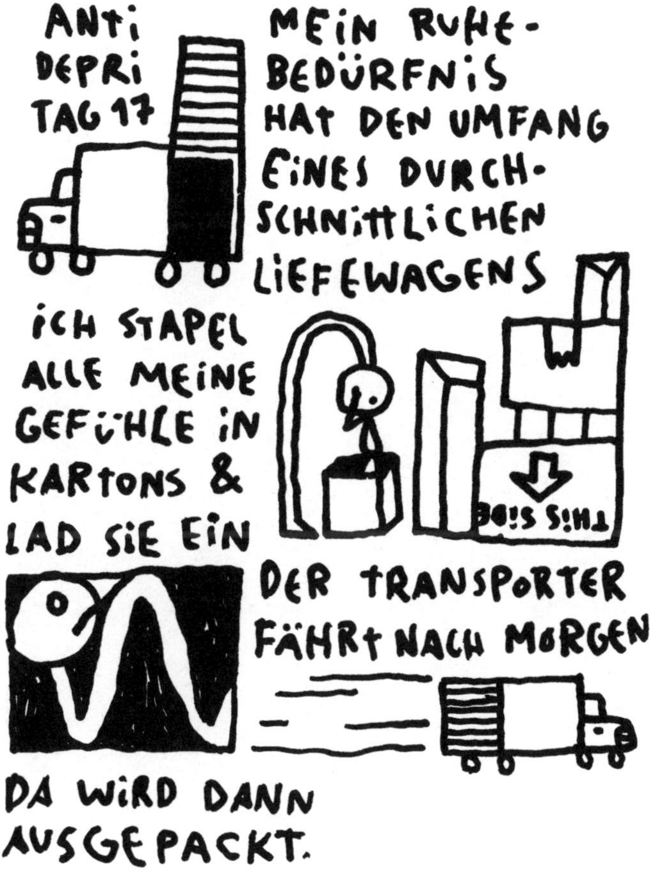
ANTI
DEPRI
TAG 17
MEIN RUHE-
BEDÜRFNIS
HAT DEN UMFANG
EINES DURCH-
SCHNITTLICHEN
LIEFEWAGENS
ICH STAPEL
ALLE MEINE
GEFÜHLE IN
KARTONS &
LAD SIE EIN
THIS SIDE
DER TRANSPORTER
FÄHRT NACH MORGEN
DA WIRD DANN
AUSGEPACKT.

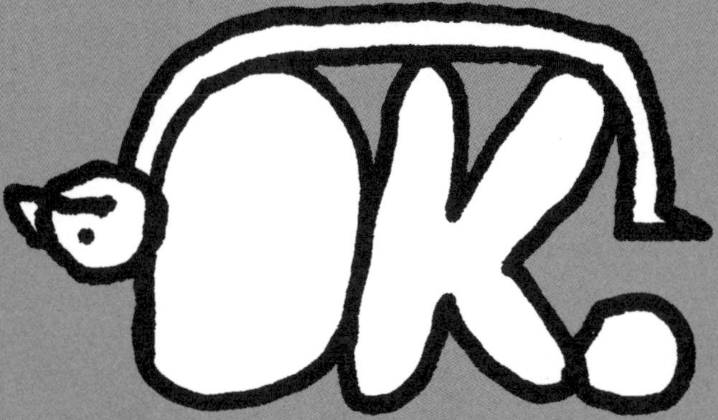
OK.

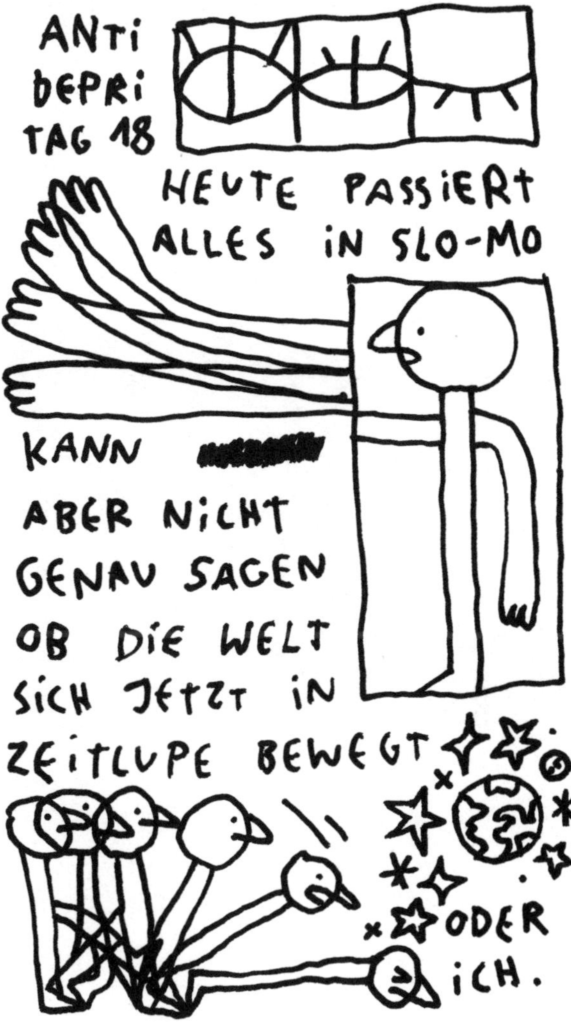
ANTI DEPRI TAG 18
HEUTE PASSIERT ALLES IN SLO-MO
KANN [redacted]
ABER NICHT GENAU SAGEN OB DIE WELT SICH JETZT IN ZEITLUPE BEWEGT
ODER ICH.

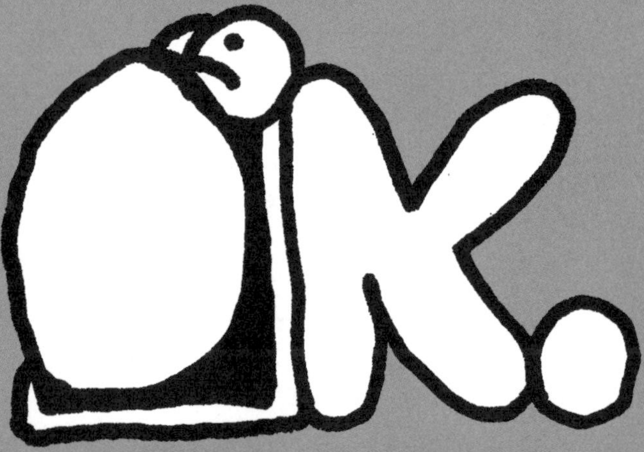
OK.

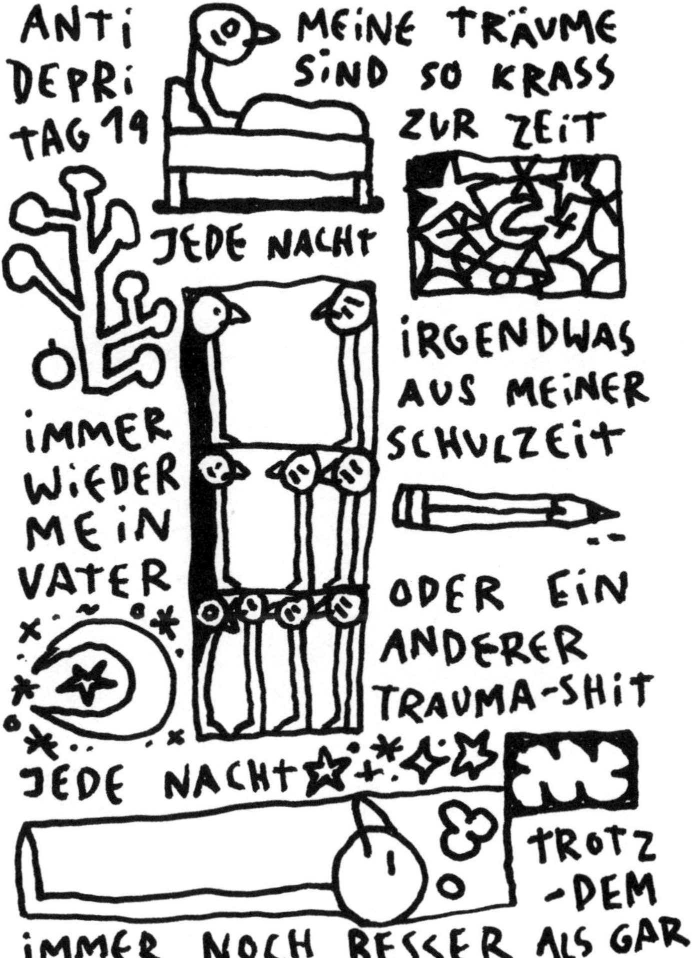
ANTI DEPRI TAG 19
MEINE TRÄUME SIND SO KRASS ZUR ZEIT
JEDE NACHT
IRGENDWAS AUS MEINER SCHULZEIT
IMMER WIEDER MEIN VATER
ODER EIN ANDERER TRAUMA-SHIT
JEDE NACHT
TROTZ-DEM
IMMER NOCH BESSER ALS GAR NICHT SCHLAFEN.

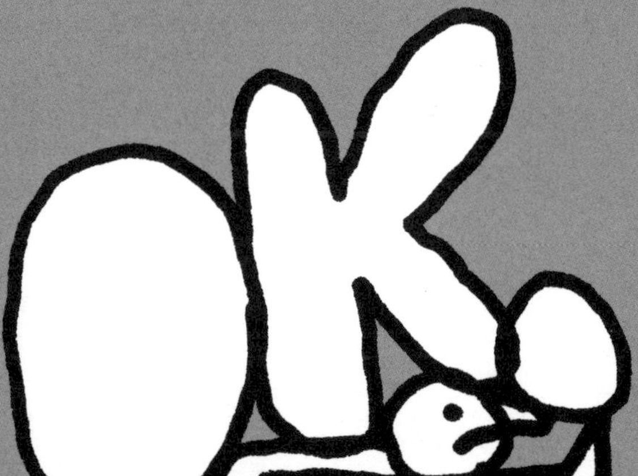
OK.

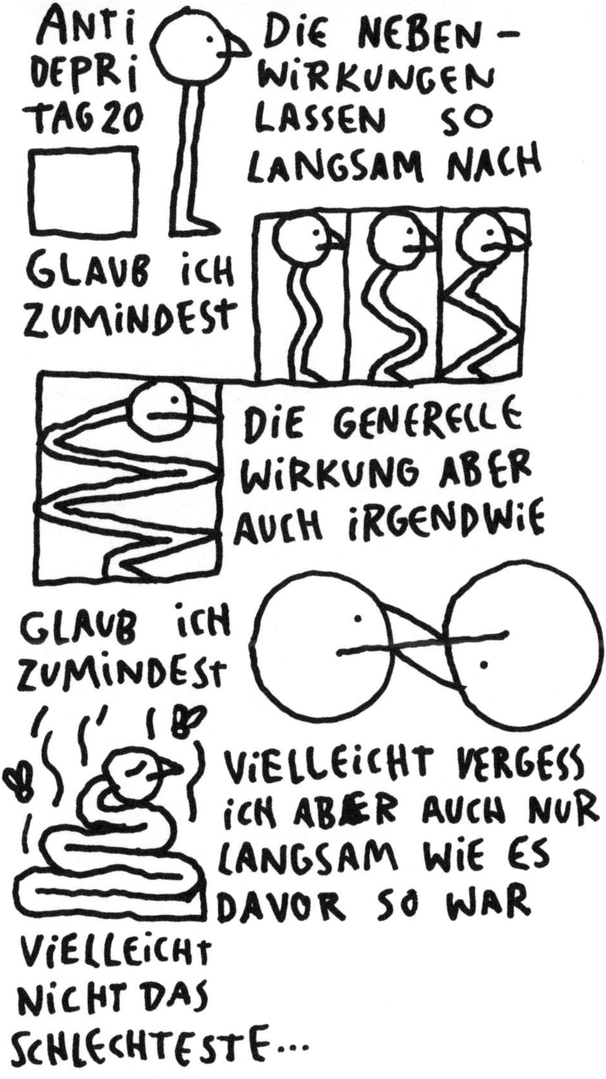
ANTI DEPRI TAG 20
DIE NEBEN-WIRKUNGEN LASSEN SO LANGSAM NACH
GLAUB ICH ZUMINDEST
DIE GENERELLE WIRKUNG ABER AUCH IRGENDWIE
GLAUB ICH ZUMINDEST
VIELLEICHT VERGESS ICH ABER AUCH NUR LANGSAM WIE ES DAVOR SO WAR
VIELLEICHT NICHT DAS SCHLECHTESTE...

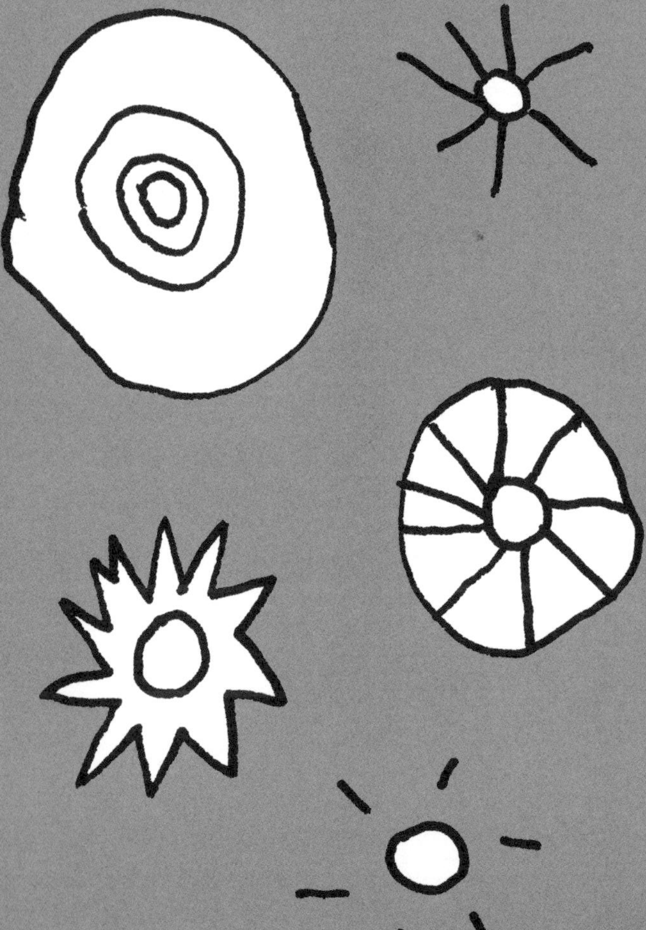

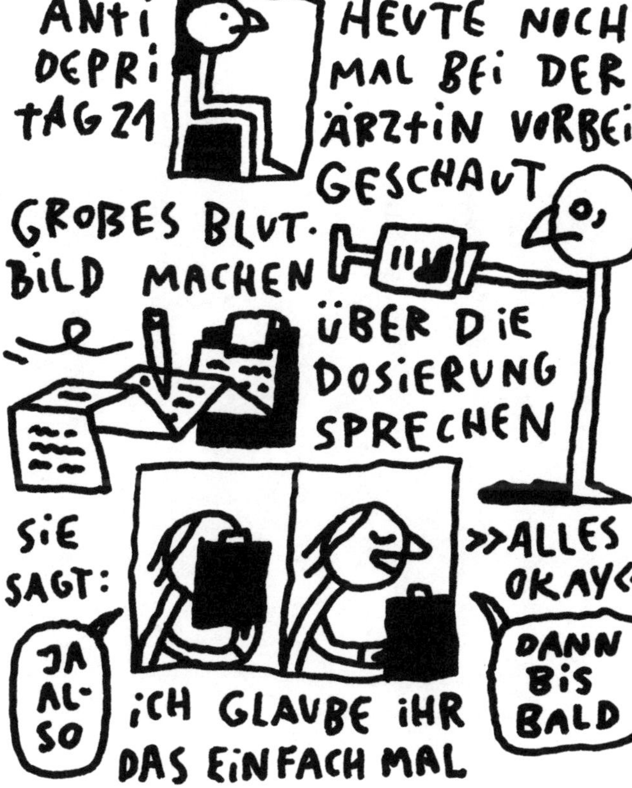
ANTI DEPRI TAG 21
HEUTE NOCH MAL BEI DER ÄRZTIN VORBEI GESCHAUT
GROßES BLUT-BILD MACHEN
ÜBER DIE DOSIERUNG SPRECHEN
SIE SAGT:
>>ALLES OKAY<<
JA AL-SO
ICH GLAUBE IHR DAS EINFACH MAL
DANN BIS BALD

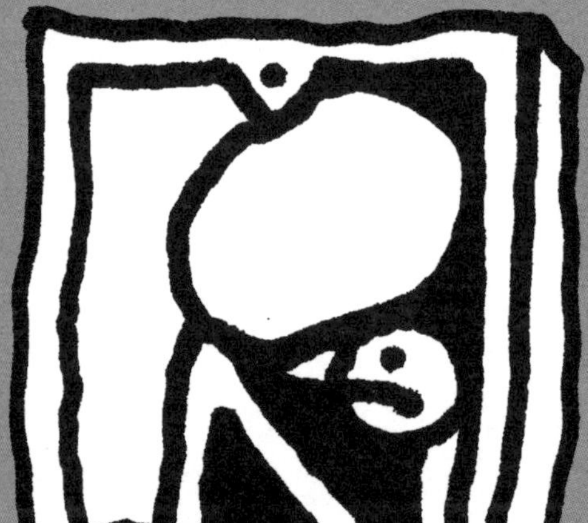
LINE

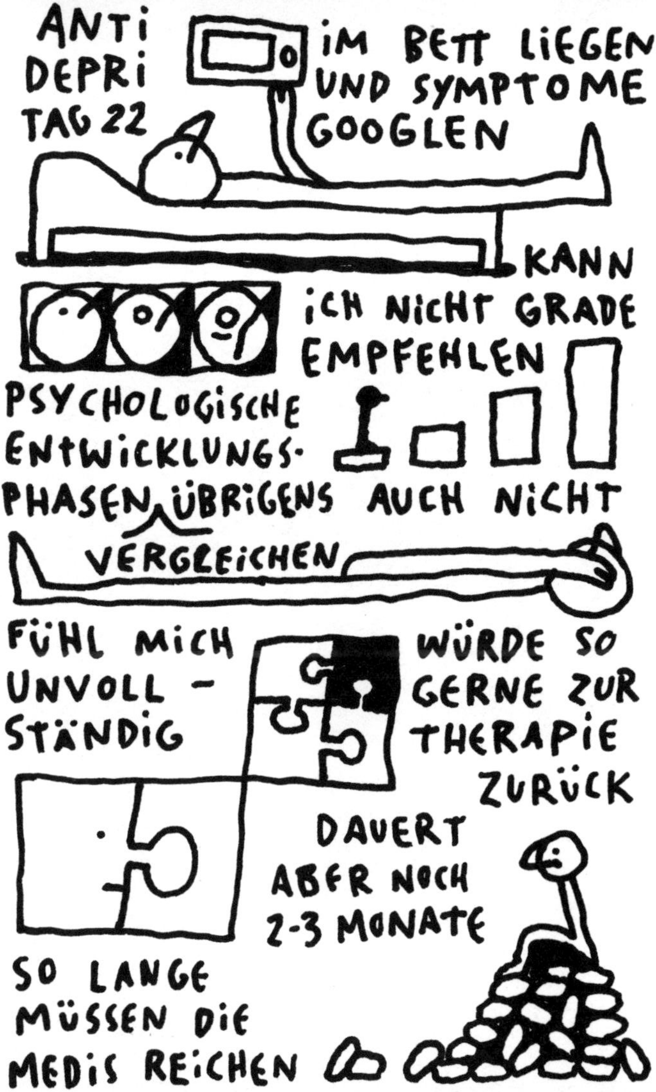
ANTI DEPRI TAG 22
IM BETT LIEGEN UND SYMPTOME GOOGLEN
KANN ICH NICHT GRADE EMPFEHLEN
PSYCHOLOGISCHE ENTWICKLUNGS-PHASEN ÜBRIGENS AUCH NICHT
VERGLEICHEN
FÜHL MICH UNVOLL-STÄNDIG
WÜRDE SO GERNE ZUR THERAPIE ZURÜCK
DAUERT ABER NOCH 2-3 MONATE
SO LANGE MÜSSEN DIE MEDIS REICHEN

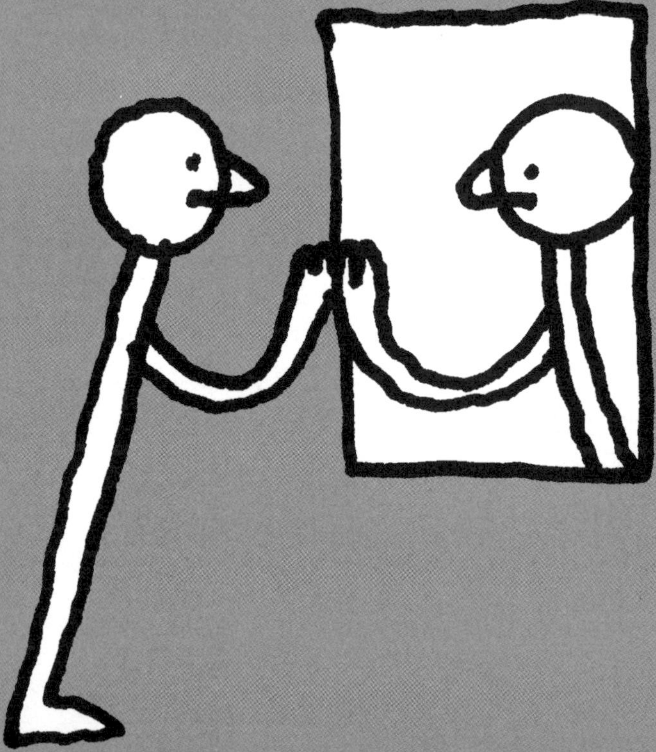

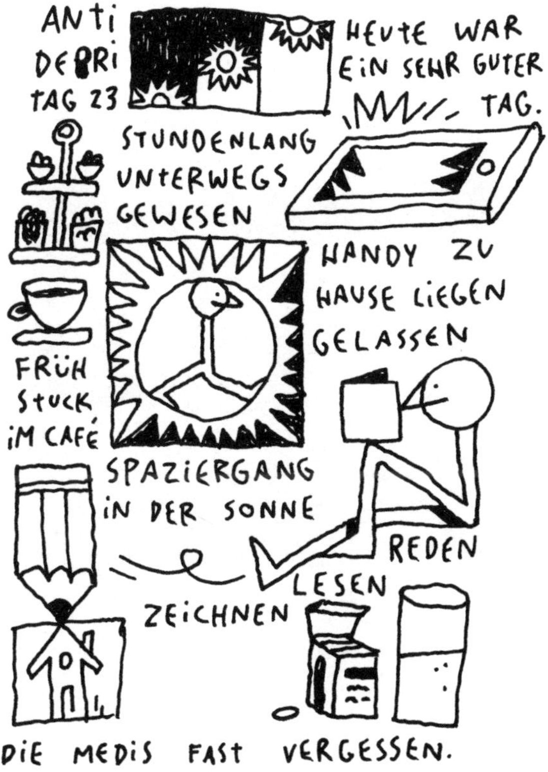

ANTI DEPRI TAG 23
HEUTE WAR EIN SEHR GUTER TAG.
STUNDENLANG UNTERWEGS GEWESEN
HANDY ZU HAUSE LIEGEN GELASSEN
FRÜH STUCK IM CAFÉ
SPAZIERGANG IN DER SONNE
REDEN
LESEN
ZEICHNEN
DIE MEDIS FAST VERGESSEN.

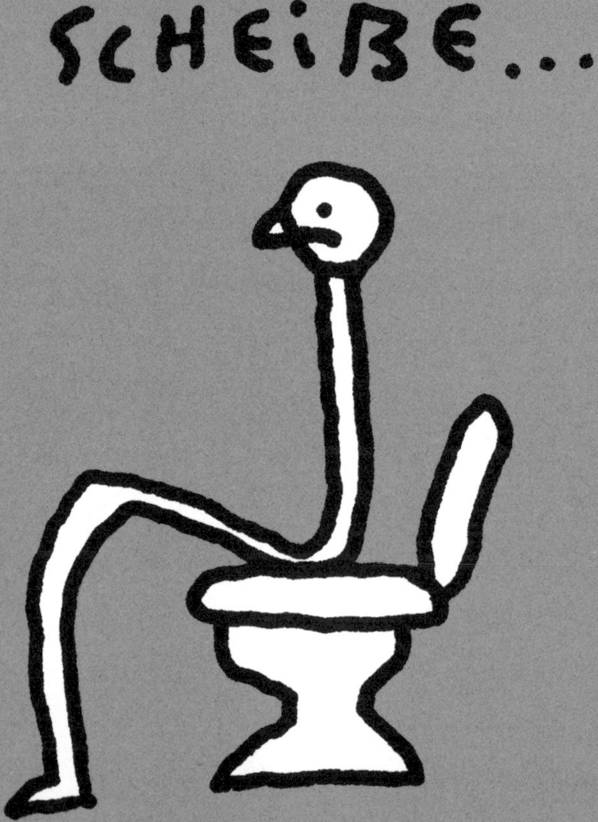
SCHEIßE...

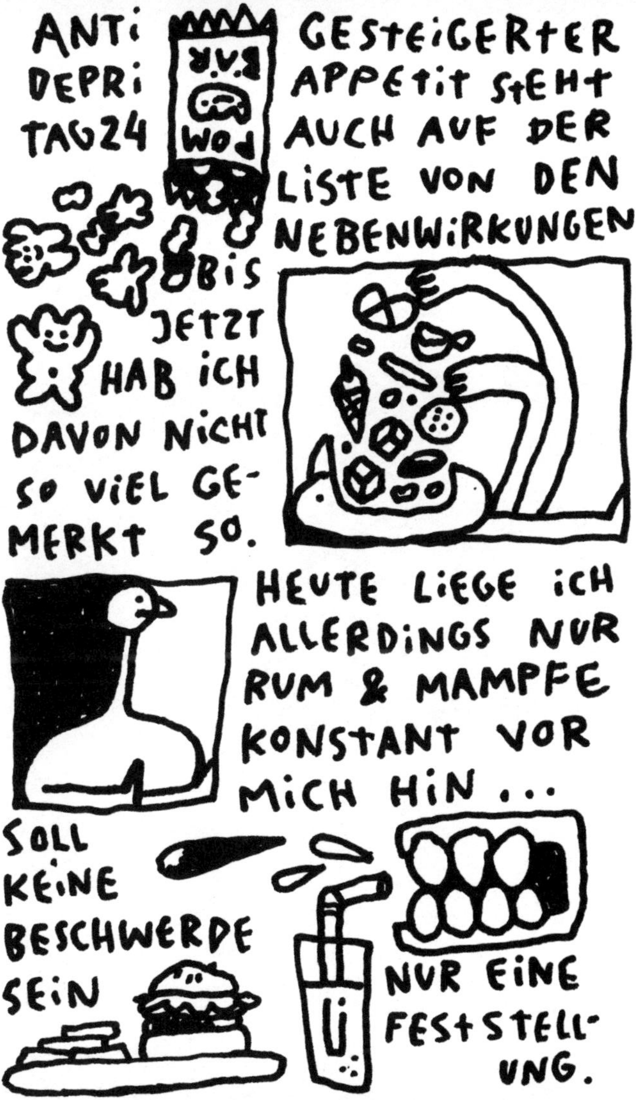
ANTI DEPRI TAG 24
GESTEIGERTER APPETIT STEHT AUCH AUF DER LISTE VON DEN NEBENWIRKUNGEN
BIS JETZT HAB ICH DAVON NICHT SO VIEL GE-MERKT SO.
HEUTE LIEGE ICH ALLERDINGS NUR RUM & MAMPFE KONSTANT VOR MICH HIN ...
SOLL KEINE BESCHWERDE SEIN
NUR EINE FESTSTELL-UNG.

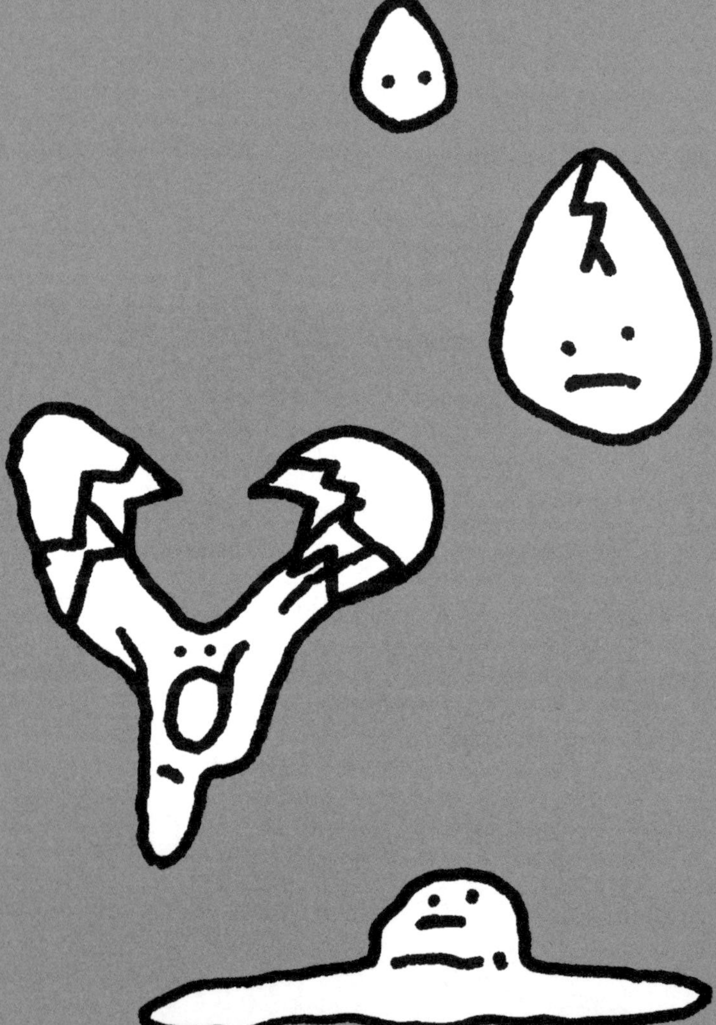

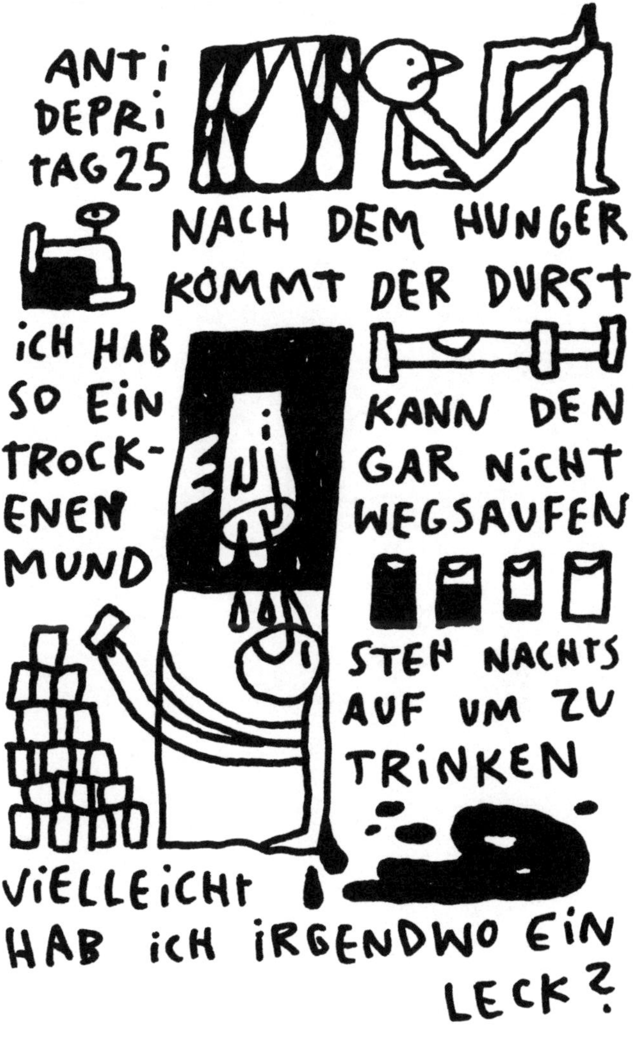
ANTi
DEPRi
TAG 25
NACH DEM HUNGER
KOMMT DER DURST
iCH HAB
SO EiN
TROCK-
ENEN
MUND
KANN DEN
GAR NiCHT
WEGSAUFEN
STEH NACHTS
AUF UM ZU
TRiNKEN
ViELLEiCHT
HAB iCH iRGENDWO EiN
LECK?

ON & ON

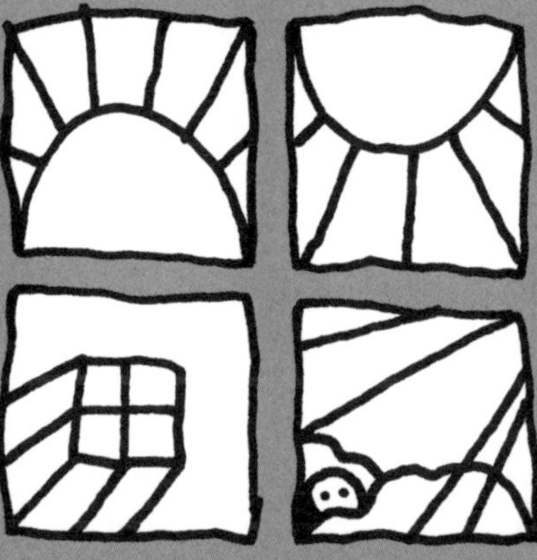

NO.

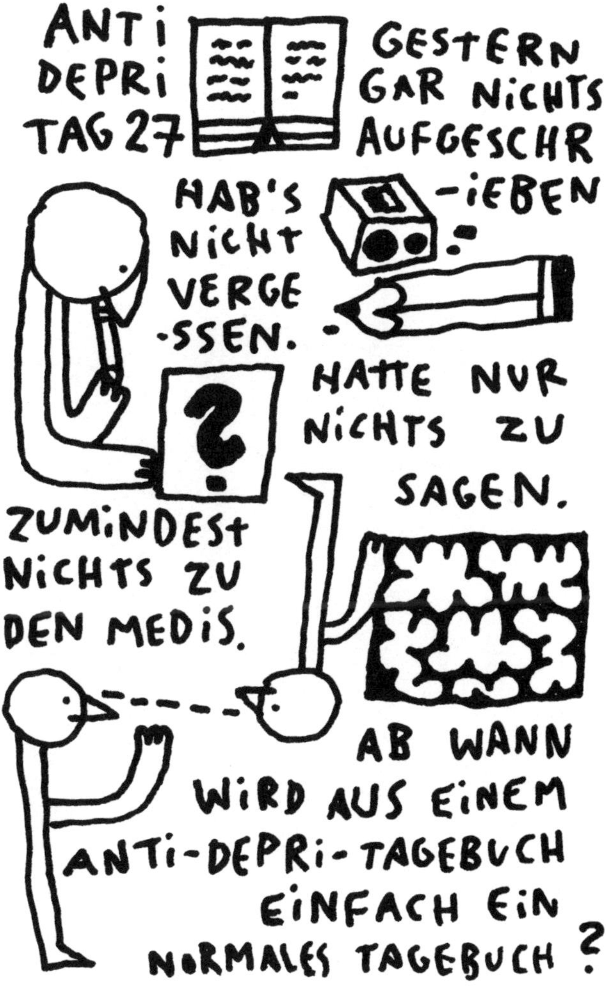
ANTI DEPRI TAG 27
GESTERN GAR NICHTS AUFGESCHR-IEBEN
HAB'S NICHT VERGE-SSEN.
HATTE NUR NICHTS ZU SAGEN.
ZUMINDEST NICHTS ZU DEN MEDIS.
AB WANN WIRD AUS EINEM ANTI-DEPRI-TAGEBUCH EINFACH EIN NORMALES TAGEBUCH?

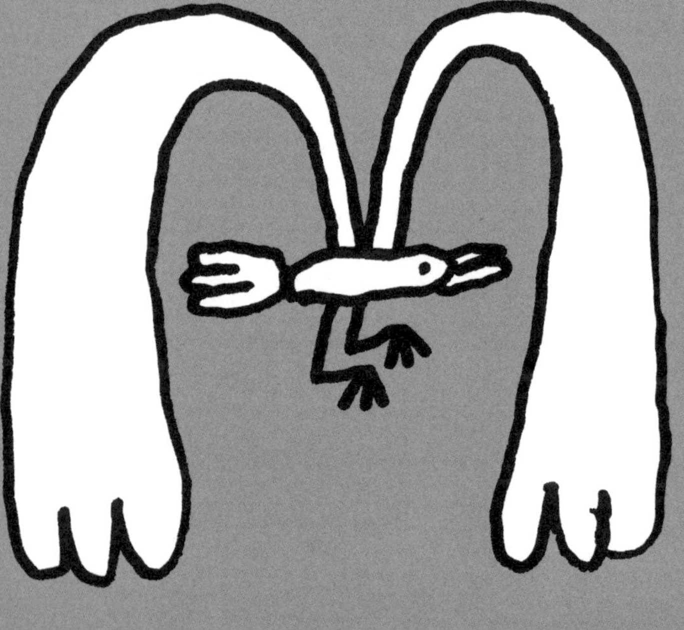

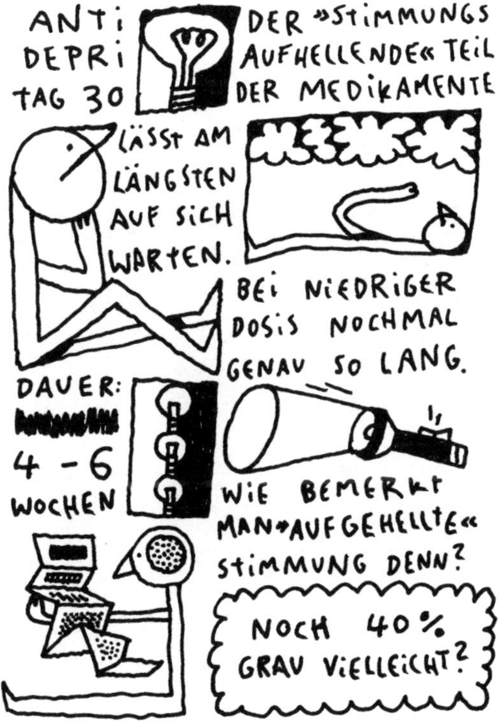
ANTI DEPRI TAG 30
DER »STIMMUNGS AUFHELLENDE« TEIL DER MEDIKAMENTE
LÄSST AM LÄNGSTEN AUF SICH WARTEN.
BEI NIEDRIGER DOSIS NOCHMAL GENAU SO LANG.
DAUER: [redacted] 4 - 6 WOCHEN
WIE BEMERKT MAN »AUFGEHELLTE« STIMMUNG DENN?
NOCH 40% GRAU VIELLEICHT?

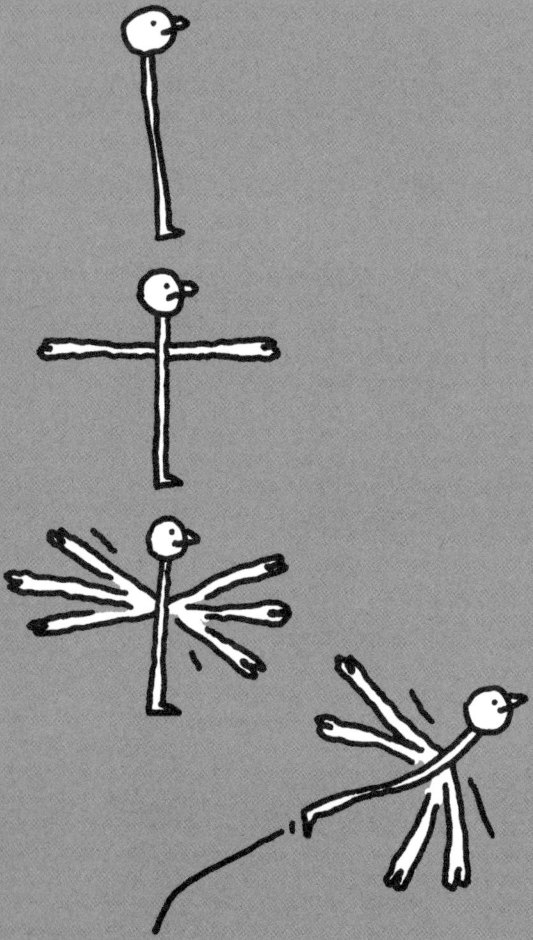

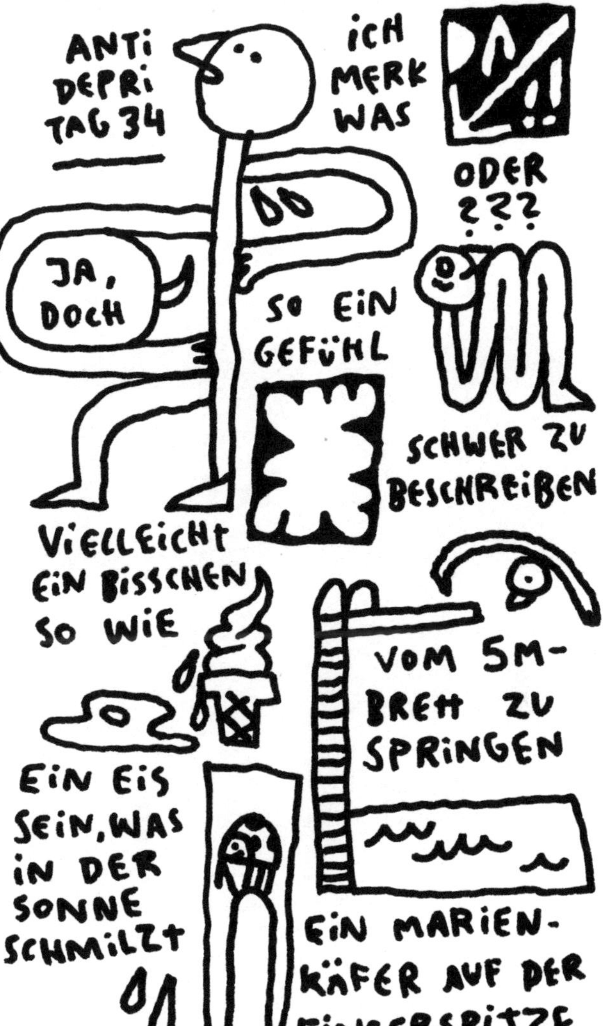
ANTI DEPRI TAG 34
ICH MERK WAS
ODER ???
JA, DOCH
SO EIN GEFÜHL
SCHWER ZU BESCHREIBEN
VIELLEICHT EIN BISSCHEN SO WIE
VOM 5M-BRETT ZU SPRINGEN
EIN EIS SEIN, WAS IN DER SONNE SCHMILZT
EIN MARIEN-KÄFER AUF DER FINGERSPITZE

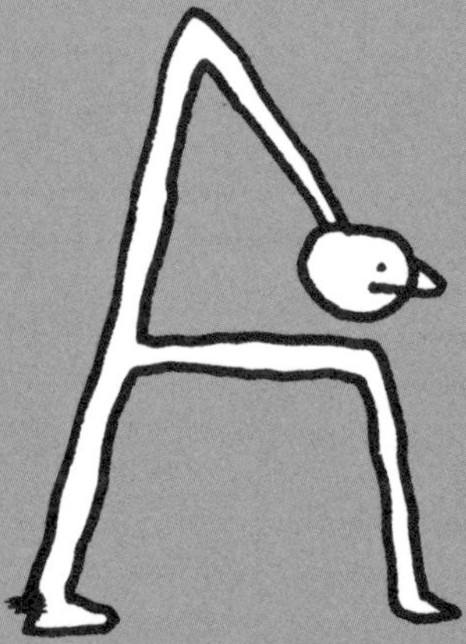

FiGA

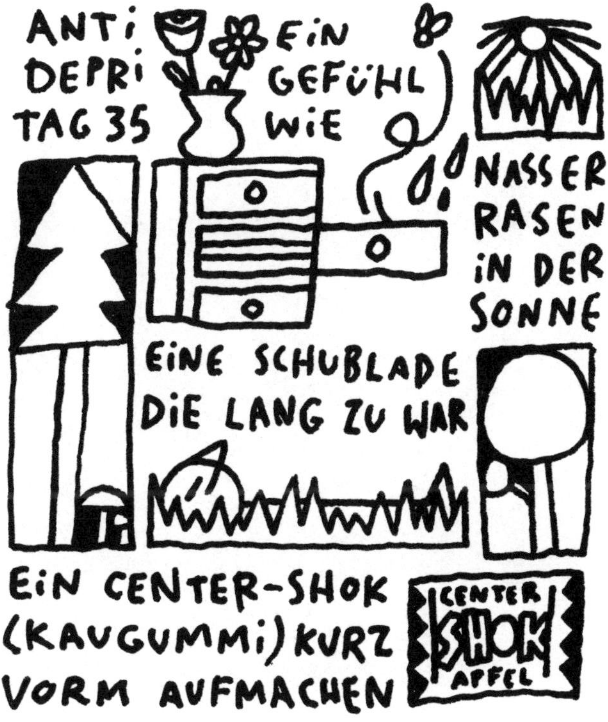
ANTI DEPRI TAG 35
EIN GEFÜHL WIE
NASSER RASEN IN DER SONNE
EINE SCHUBLADE DIE LANG ZU WAR
EIN CENTER-SHOK (KAUGUMMI) KURZ VORM AUFMACHEN
CENTER SHOK APFEL

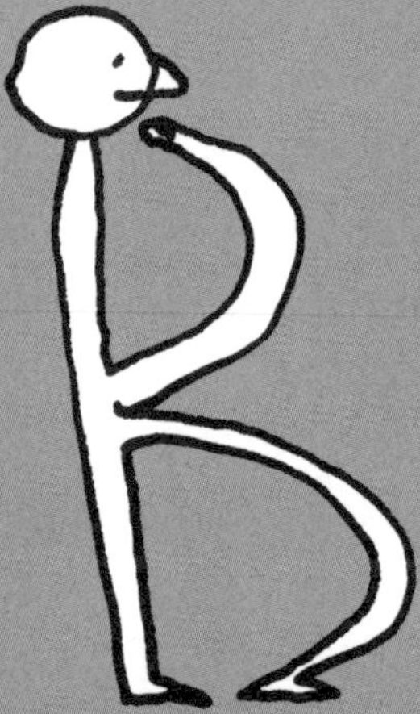

FiG B

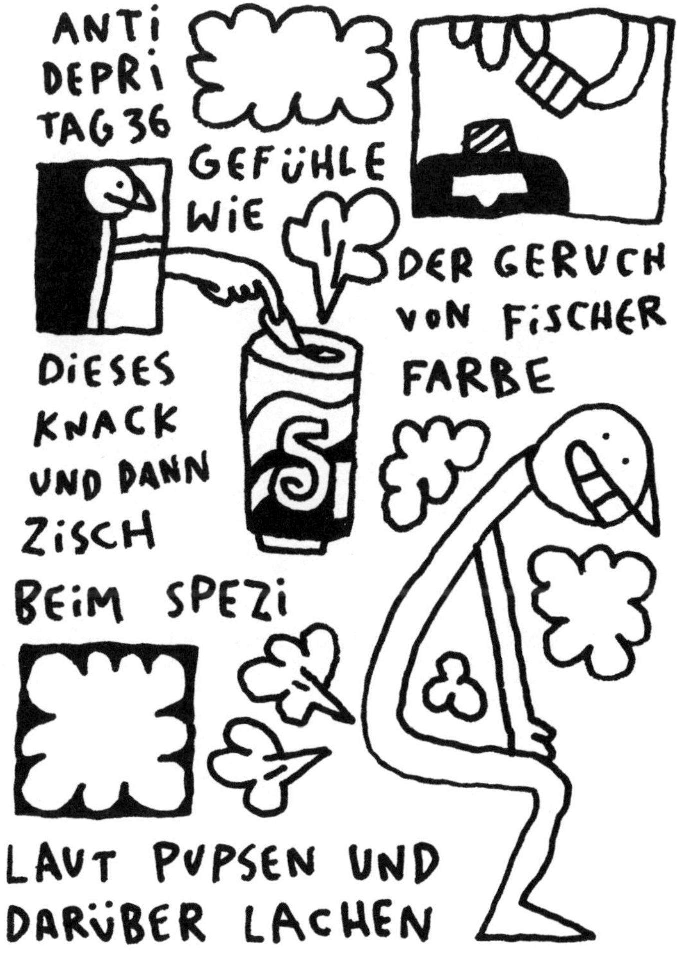
ANTI DEPRI TAG 36
GEFÜHLE WIE
DER GERUCH VON FISCHER FARBE
DIESES KNACK UND DANN ZISCH BEIM SPEZI
LAUT PUPSEN UND DARÜBER LACHEN

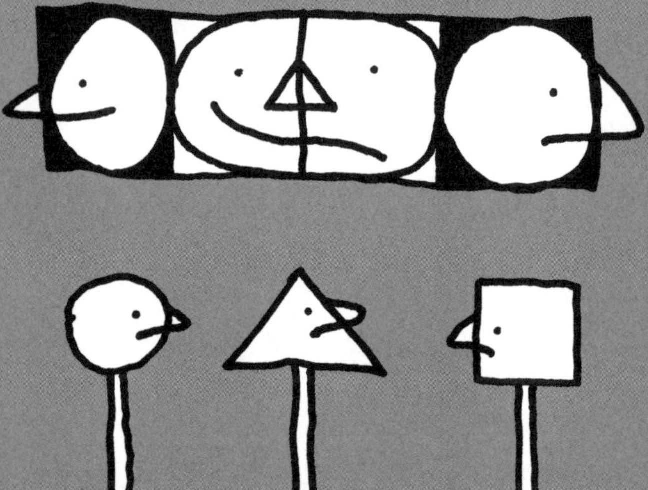

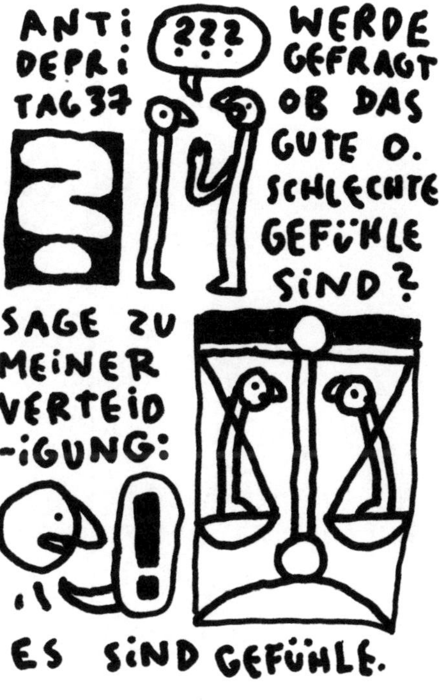
ANTi DEPRi TAG 37
???
WERDE GEFRAGT OB DAS GUTE O. SCHLECHTE GEFÜHLE SiND?
SAGE ZU MEiNER VERTEiD-iGUNG:
!
ES SiND GEFÜHLE.

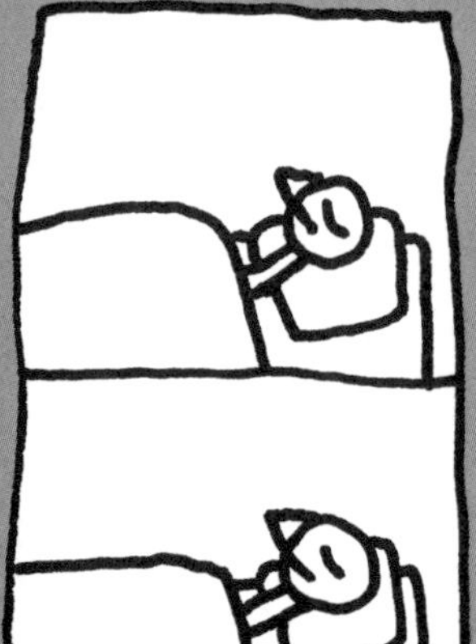
WALLAH
KRISE

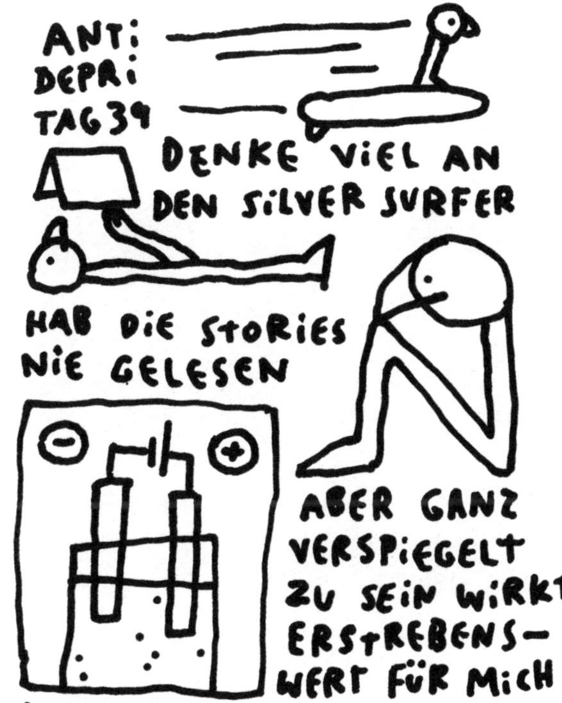
ANTI DEPRI TAG 39
DENKE VIEL AN DEN SILVER SURFER
HAB DIE STORIES NIE GELESEN
ABER GANZ VERSPIEGELT ZU SEIN WIRKT ERSTREBENS-WERT FÜR MICH
ICH GOOGLE »GALVANISIERUNG«

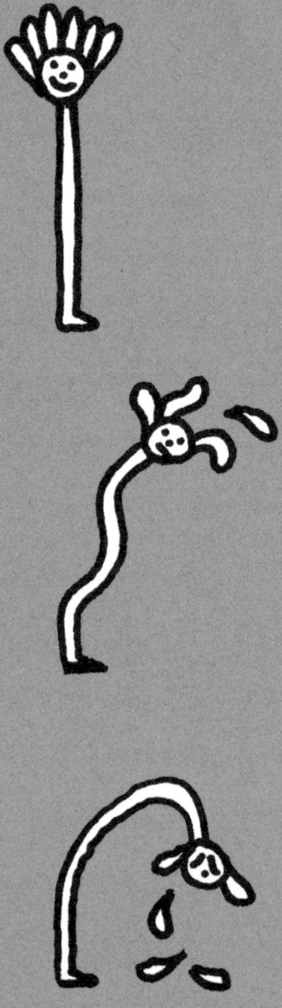

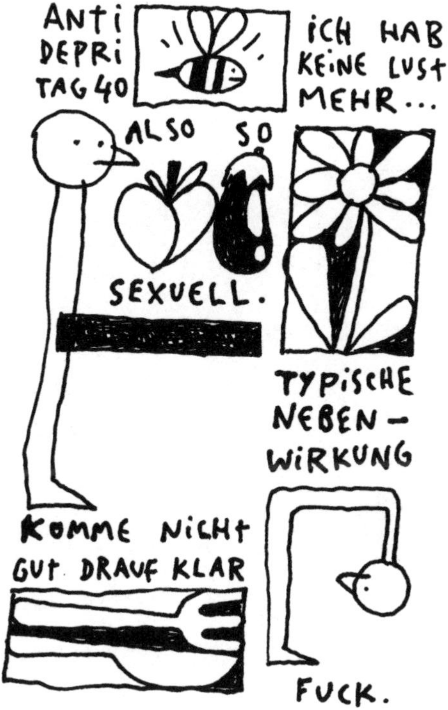
ANTI DEPRI TAG 40
ICH HAB KEINE LUST MEHR...
ALSO SO
SEXUELL.
TYPISCHE NEBEN-WIRKUNG
KOMME NICHT GUT DRAUF KLAR
FUCK.

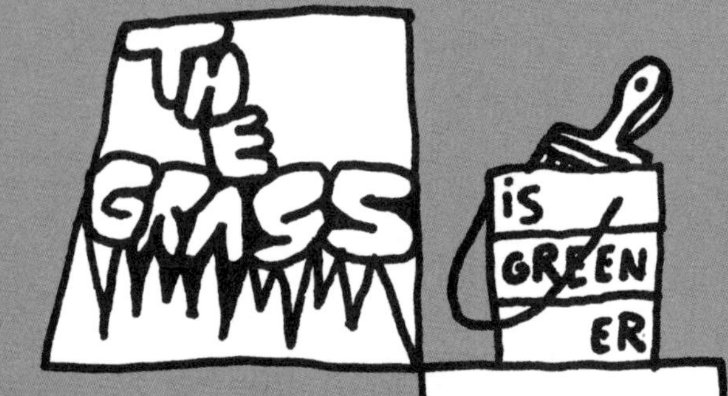
THE
GRASS
IS
GREEN
ER
OTHER
ON
THE

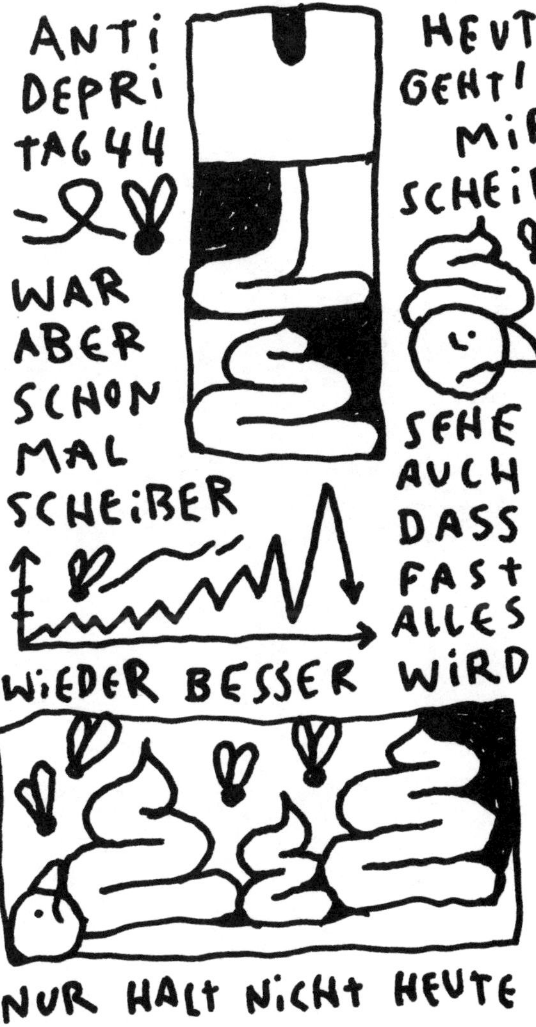
ANTI DEPRI TAG 44
HEUTE GEHT'S MIR SCHEIß
WAR ABER SCHON MAL SCHEIßER
SEHE AUCH DASS FAST ALLES WIRD
WIEDER BESSER
NUR HALT NICHT HEUTE

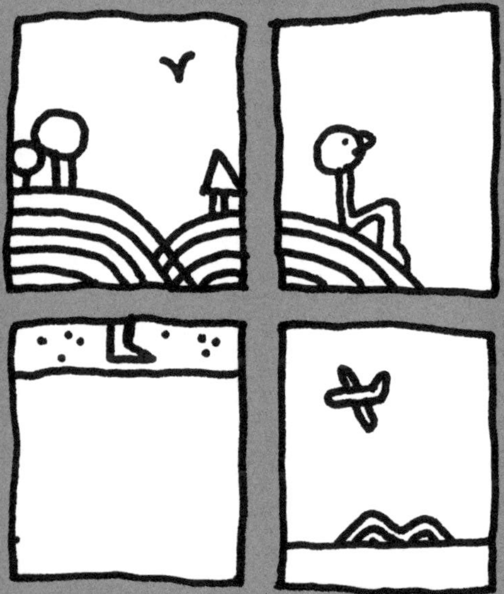

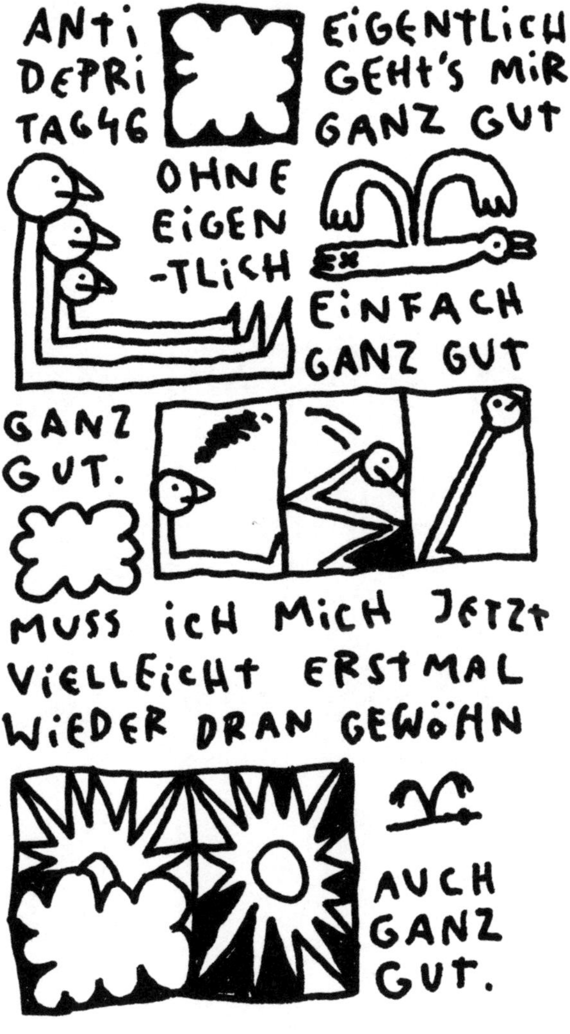
ANTI DEPRI TAG 46
EIGENTLICH GEHT'S MIR GANZ GUT
OHNE EIGEN -TLICH
EINFACH GANZ GUT
GANZ GUT.
MUSS ICH MICH JETZT VIELLEICHT ERSTMAL WIEDER DRAN GEWÖHN
AUCH GANZ GUT.

LITTLE

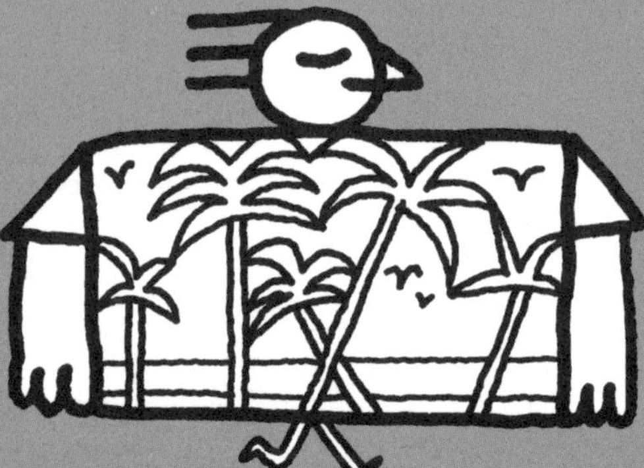

BABY STEPS

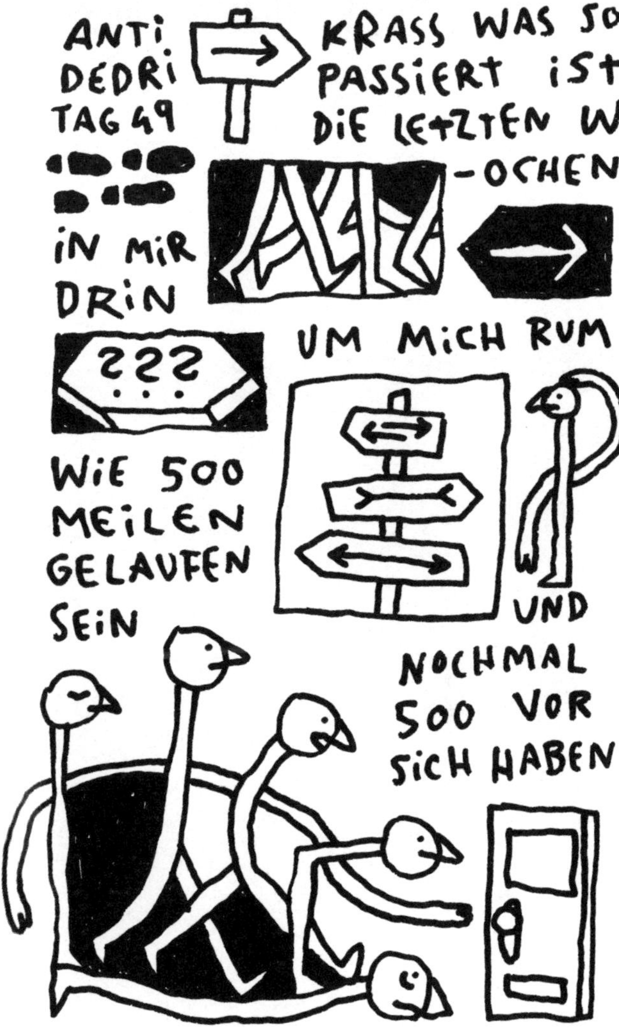
ANTI
DEDRI
TAG 49
KRASS WAS SO
PASSIERT IST
DIE LETZTEN W
-OCHEN
IN MIR
DRIN
UM MICH RUM
???
WIE 500
MEILEN
GELAUFEN
SEIN
UND
NOCHMAL
500 VOR
SICH HABEN

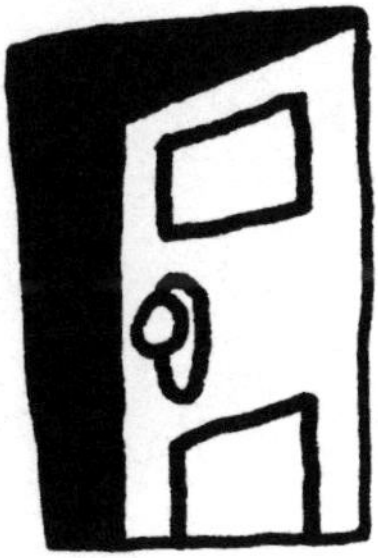

BILD, TEXT & ALLES:
DOMINIK WENDLAND
HERAUSGEBER:
JAJA VERLAG
DRUCK:
KOPA, KAUNAS, LITAUEN

© DOMINIK WENDLAND
& JAJA VERLAG
2. AUFLAGE, BERLIN,
MÄRZ 2025
ISBN: 978-3-948904-45-6